Natalia Wolf

Hauskosmetik

Natalia Wolf

Hauskosmetik

Naturbelassene Pflegemittel
einfach selbst gemacht

*200 Rezepte für gesunde Haut
und schöne Haare*

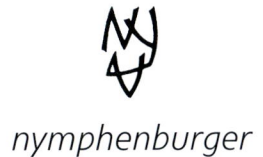

nymphenburger

Das Anwenden hier genannter Rezepte liegt in der Verantwortung und
im Ermessen des Lesers.
Bitte beachten Sie vor der Anwendung mögliche Allergien und Gegenanzeigen.
Im Zweifel kontaktieren Sie bitte Ihren Arzt oder Heilpraktiker.

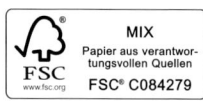

Umschlag und Layoutentwurf: www.atelier-sanna.com, München
Umschlagmotive: corbis, Düsseldorf/photocrew-fotolia.com
Fotos Innenteil: Fotos Innenteil: S. 8, 13, 65, 75, 137 © sarsmis, S. 81 © Andreas F.,
S. 89 © Lilyana Vynogradova, S. 103 © maram, S. 113 © ampFotoStudio.com,
S. 125 © fox17, – fotolia.com
Alle weiteren Fotos stammen von der Autorin.
Herstellung: Ina Hesse
Satz: EDV-Fotosatz Huber/Verlagsservice G. Pfeifer, Germering
Gesetzt aus der 9,5/13 pt MetaPlusNormal
Druck und Binden: Finidr s.r.o.
Printed in the EU
ISBN 978-3-485-01377-2

www.nymphenburger-verlag.de

Inhalt

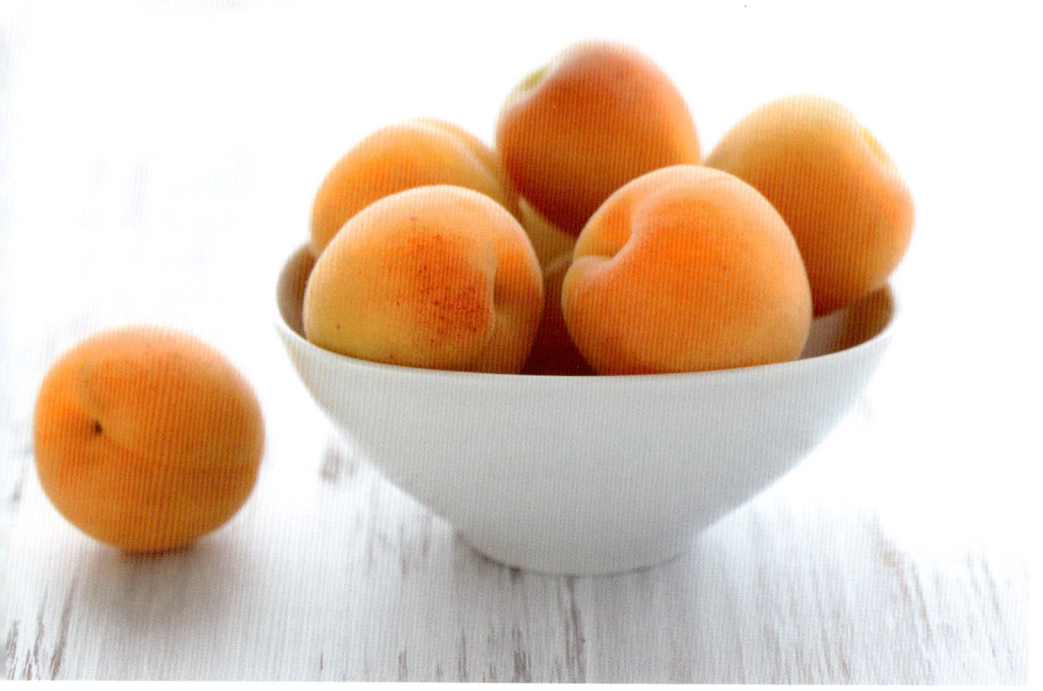

Vorwort

Um sich und seiner Haut etwas Gutes zu tun, muss man nicht unbedingt tief in die Tasche greifen. Pflegemittel braucht man nicht zu kaufen, man macht sie einfach selbst.

Die Natur liefert alle wichtigen Hauptbestandteile eines gesunden Pflegemittels. Die meisten Zutaten dafür finden sich in der Küche. Lernen Sie, Ihre Lebensmittel mit anderen Augen zu betrachten, zum Beispiel eine Tomate. Sie ist nicht nur ein leckeres Gemüse, aus dem sich ein Salat oder eine Tomatensauce herstellen lässt. Sie ist ein wertvolles Produkt mit vielen lebensnotwendigen Vitaminen und Mineralstoffen. Jede Tomate ist in ihrer Art einzigartig. Betrachten Sie die Geschenke der Natur positiv und lassen Sie ihnen die nötige und angemessene Anerkennung zukommen.

Für die Wirksamkeit der Rezepturen ist es besonders wichtig, dass Sie möglichst saisonale, frische Obst- und Gemüsesorten verwenden. Natürlich kann man bei der heutigen Treibhauszüchtung und den Möglichkeiten des Importes zu fast jeder Jahreszeit jedes Lebensmittel käuflich erwerben. So lassen sich viele Kräuter im getrockneten Zustand problemlos das ganze Jahr über kaufen, jedoch nur zu bestimmten Zeiten frisch, und daher besonders gesund und vitaminreich, in der Natur pflücken. Nur saisonale Produkte weisen ein Optimum an Inhaltsstoffen auf.

Deshalb habe ich alle Rezepte auch nach der jeweiligen Saison geordnet, in der sie frisch sind. Die vier Jahreszeitsymbole helfen Ihnen bei der Suche nach den optimalen Zutaten zu den unterschiedlichen Jahreszeiten. Es handelt sich bei den Symbolen allerdings lediglich um meine persönliche Empfehlung, da saisonfrisches Obst eine besondere Güte und Qualität aufweist.

Öffnen Sie doch einfach einmal Ihren Kühlschrank und schauen Sie hinein. Vielleicht finden Sie ein kleines Stück Gurke, eine halbe Tomate, etwas Sahne? Schon kann es losgehen. Aus all diesen Kleinigkeiten und Resten lassen sich die schönsten Pflegemittel zaubern. Ihr Körper ist ein treuer Diener Ihrer Wünsche nach Bewegung und Mobilität, nach sinnlicher Wahrnehmung und Kommunikation. Er ist es wert, gepflegt zu werden!

Seit meiner Kindheit beschäftige ich mich mit der Herstellung und Anwendung selbst gemachter, naturbelassener Pflegemittel für Gesicht, Körper und Haare. Da ich in Russland geboren und aufgewachsen bin, sind mir viele Rezepte noch von damals bekannt. In meiner Jugend gab es eine solche Produktauswahl wie heute nicht, im Gegenteil: Ein paar Shampoos und Cremes, das war es auch schon. So war es für uns Frauen selbstverständlich, das meiste von dem, was wir brauchten, selbst herzustellen. Pflegemittelrezepturen wurden von der Mutter an die Tochter weitergegeben. Wir wuchsen damit auf. Alles wurde aus natürlichen Produkten gewonnen. Ich lernte schon von klein auf vieles von dem, was mir heute von großem Nutzen ist.

Dann kam die Zeit, in der die Industrie mit ihren Pflegeprodukten Einzug in unsere Geschäfte hielt. Immer mehr und immer schneller überschwemmte sie mit ihren Produkten förmlich den Markt. Bis heute geschieht dies ja in ungebremster Art und Weise.

Diese Produkte mit den großen Versprechungen in Verbindung mit einer gewissen Bequemlichkeit führten bei mir dazu, dass ich mich von den altbewährten und natürlichen Pflegemitteln distanzierte. Der naive Glaube an käufliche Wundermittel hatte damals den Sieg über mich erlangt. Wie angenehm war es anfangs, einfach nur in ein Geschäft zu gehen und in blindem Vertrauen Pflegeprodukte zu kaufen und anzuwenden.

Was ich anfangs leider nicht bemerkte (oder nicht bemerken wollte), war eine stetige, schleichende Verschlechterung des Zustands meiner Haut. Erst als meine Haut schon so sehr geschädigt war, dass ich ihren kaputten Zustand schlichtweg nicht mehr ignorieren konnte, begann ich aufzuwachen. Aus war der Traum von der käuflichen Schönheit.

Wie konnte es so weit kommen? Geblendet von der Werbung achtete ich lange

Zeit nicht auf die Inhaltsstoffe meiner geliebten Cremes. Erst viel zu spät kam mein Interesse dafür auf. Je tiefer ich in die Materie eindrang, desto mehr wurde mir klar, warum hier keine wirkliche Hilfe zu erwarten war. Nehmen Sie doch spaßeshalber einmal eines Ihrer Pflegemittel und lesen Sie dessen Ingredienzen. Wie viel davon verstehen Sie? Das meiste scheint vom Profi für den Profi geschrieben worden zu sein. Oder will man etwa bewusst vermeiden, dass die breite Öffentlichkeit, also der größte Teil der Käufer, ein Verständnis dafür bekommt, was sie sich Tag für Tag auf die Haut aufträgt?

Meine Empfehlung an Sie, verehrte Leserinnen und Leser: Recherchieren Sie doch ein wenig diesbezüglich. Dank Internet ist das heutzutage eine relativ einfache Angelegenheit. Wenn Sie erst mal verstehen, was sich hinter dem einen oder anderen »Fremdwort« verbirgt, stellt sich schnell die Frage: Kann das gut sein für meine Haut? Ich bin davon überzeugt, dass dies in vielen Fällen recht klar verneint werden kann.

Und da gibt es leider noch einen weiteren Aspekt, den ich am eigenen Körper erfahren habe: Viele der käuflichen Cremes führen in die Abhängigkeit. Je häufiger ich bestimmte Cremes benutzte, desto anfälliger und trockener wurde meine Haut. Je anfälliger und trockener jedoch meine Haut wurde, desto häufiger musste ich mich eincremen. Der Kreislauf war geschlossen und mir wurde schlagartig klar:

Pflegemittel können zur Sucht werden! Und diese Sucht kann schnell so stark werden, dass man ohne bestimmte Produkte nicht mehr normal leben kann.

Mit dieser zunächst traurigen Erkenntnis starb, zum Glück, auch mein Glaube an die vielversprechende Werbung der Kosmetikindustrie. Tatsache ist: Die Kosmetikindustrie ist ein kommerzieller Betrieb, der es sich zur Aufgabe gemacht hat, Geld zu verdienen. Alles, was er für den Konsumenten tut, ob Gutes oder Schlechtes, unterliegt diesem Ziel. Wenn wir das begreifen, gehen wir vielleicht nicht mehr ganz so blauäugig mit den von ihr produzierten Produkten um. Eine einfache, jedoch sehr wichtige Erkenntnis eröffnete sich damit für mich: Wundermittel sind nicht käuflich!

Diese Erkenntnis veranlasste mich endlich zum Handeln. So beförderte ich all meine einst geliebten Pflegemittel in den Müll. Der Anfang war gemacht! Wie immer und überall im Leben bewahrheitete sich die alte Weisheit, dass in jedem Ende auch ein Anfang ruht. Wie Phönix aus der Asche kamen mir die Erinnerungen an meine Kindheit mit all ihren alten, überlieferten Weisheiten. Ich besann mich wieder auf die Kräfte der Natur. Mein Interesse dafür war erneut geweckt.

Dieses Buch basiert auf altem überlieferten Wissen. Es wird verbunden mit neuen wissenschaftlichen Erkenntnissen und bildet so eine ganz besondere Synthese. Ich habe die klassischen Rezepte meiner

Jugend um neue erweitert, die ich kreiert habe und die sich im Alltag bewährt haben. Es sind Rezepte, die helfen können, die Haut gesund und frisch zu halten, ohne auf käufliche Pflegemittel zurückzugreifen. Wir haben nur eine Haut, die wir stets liebevoll behandeln sollten.

Auf der einen Seite ist unsere Haut stark und widerstandsfähig, auf der anderen Seite sehr empfindlich und verletzbar. Da sie uns vor vielen Gefahren bewahrt, bedarf sie auch unserer besonderen Zuwendung und Pflege. Hautpflege ist mehr als nur Kosmetik. Sie unterstützt und verstärkt die vielfältigen Funktionen unserer Haut und sollte daher selbstverständlich sein. Wer sich um seine Haut liebevoll kümmert, kümmert sich liebevoll um sich selbst.

Mit einer gesunden Lebensweise können Sie einen großen Beitrag zu einer gesund aussehenden Haut leisten. Einige Ratschläge dazu finden Sie im Kapitel »Körperpflege« (siehe Seite 104 f.).

Hinweise zur Handhabung dieses Buches

In diesem Buch finden Sie eine Vielzahl an Rezepten für Gesicht, Körper, Füße und Haare. Alle Rezepte sind leicht und schnell zubereitet. Mit ein wenig Übung und Gefühl kann hier jeder das für sich passende Mittel finden. Versuchen Sie sich an diversen Masken, Peelings, Bädern und Haarspülungen. Jeder Mensch ist anders und es gibt deshalb keine Verallgemeinerungen. Was für wen perfekt ist, unterscheidet sich maßgeblich. Dazu kommt noch das Empfinden. Was der eine mag, ist für den anderen noch lange nicht angenehm. Vertrauen Sie sich und Ihrer Intuition. Sie werden sicher ein Gefühl für diese Thematik entwickeln und sich vielleicht, natürlich mit der nötigen Vorsicht, sogar experimentierfreudig an eigene, selbst kreierte Anwendungen wagen. Es ist leichter, als Sie denken. In den folgenden Kapiteln möchte ich Ihnen unterschiedliche Rezepte vorstellen. Jede dieser Rezepturen wurde natürlich von mir überprüft. Da sich Lebensmittel wie Obst und Gemüse jedoch in ihrer Beschaffenheit nicht hundertprozentig gleichen, ist es natürlich immer ein wenig vom Gefühl abhängig, wie viel man von der einen oder anderen Zutat verwendet. Nicht jede Erdbeere ist so groß wie die andere usw. Ich habe vorrangig solche Rezepte ausgewählt, deren Zutaten gewöhnlich bereits in Ihrem Haushalt vorhanden sind oder die Sie leicht beschaffen können. Nur in wenigen Fällen müssen Sie etwas mehr Mühe aufwenden. Die Zutaten finden Sie in Gemüse- und Lebensmittelgeschäften, im eigenen Garten, in der freien Natur, in Reformhäusern und Apotheken. Im Buch enthalten sind alle benötigten Informationen für die Herstellung, Dosierung und Anwendung der Pflegemittel.

Experimentieren Sie einfach etwas. Was für Sie gut ist, hängt sowohl von Ihrem Hauttyp als natürlich auch von Ihren individuellen Vorlieben ab.

Ich möchte Ihnen auch nicht vorschreiben, ob Sie ein- oder zweimal wöchentlich das eine oder andere Pflegemittel anwenden. Versuchen Sie, möglichst intuitiv die für Sie beste Anwendungshäufigkeit zu finden.

 Frühling

 Sommer

 Herbst

 Winter

Die Symbole stehen für die vier Jahreszeiten. Die Anordnung der Symbole entspricht der Reihe nach gesehen Frühling, Sommer, Herbst und Winter. Sie zeigen Ihnen an, wann ein bestimmtes Obst oder Gemüse am besten frisch, saisonal und regional zu erwerben ist.

Das Ausrufezeichen **!** ermahnt zur besonderen Vorsicht. Wenn zum Beispiel eine Maske aufgrund ihres Herstellungsverfahrens vor der Anwendung noch heiß sein kann oder aufgrund einer bestimmten Zutat eine Verschmutzung der Kleidung möglich ist, sollten Sie besonders gut aufpassen.

☺ Das Smiley-Symbol liefert Ihnen einen Hinweis auf die jeweils spezifische Wirkung des Pflegemittels.

Der **»TIPP** gibt Ihnen bei der Herstellung oder Anwendung der einen oder anderen Maske oder Spülung spezielle, hilfreiche Ratschläge.

Ich hoffe, mit diesen kleinen Hinweisen gerade in der Anfangszeit Ihres neuen, kreativen Lebens eine Hilfestellung geben zu können.

Ich wünsche Ihnen von ganzem Herzen viel Erfolg und Freude beim Ausprobieren!

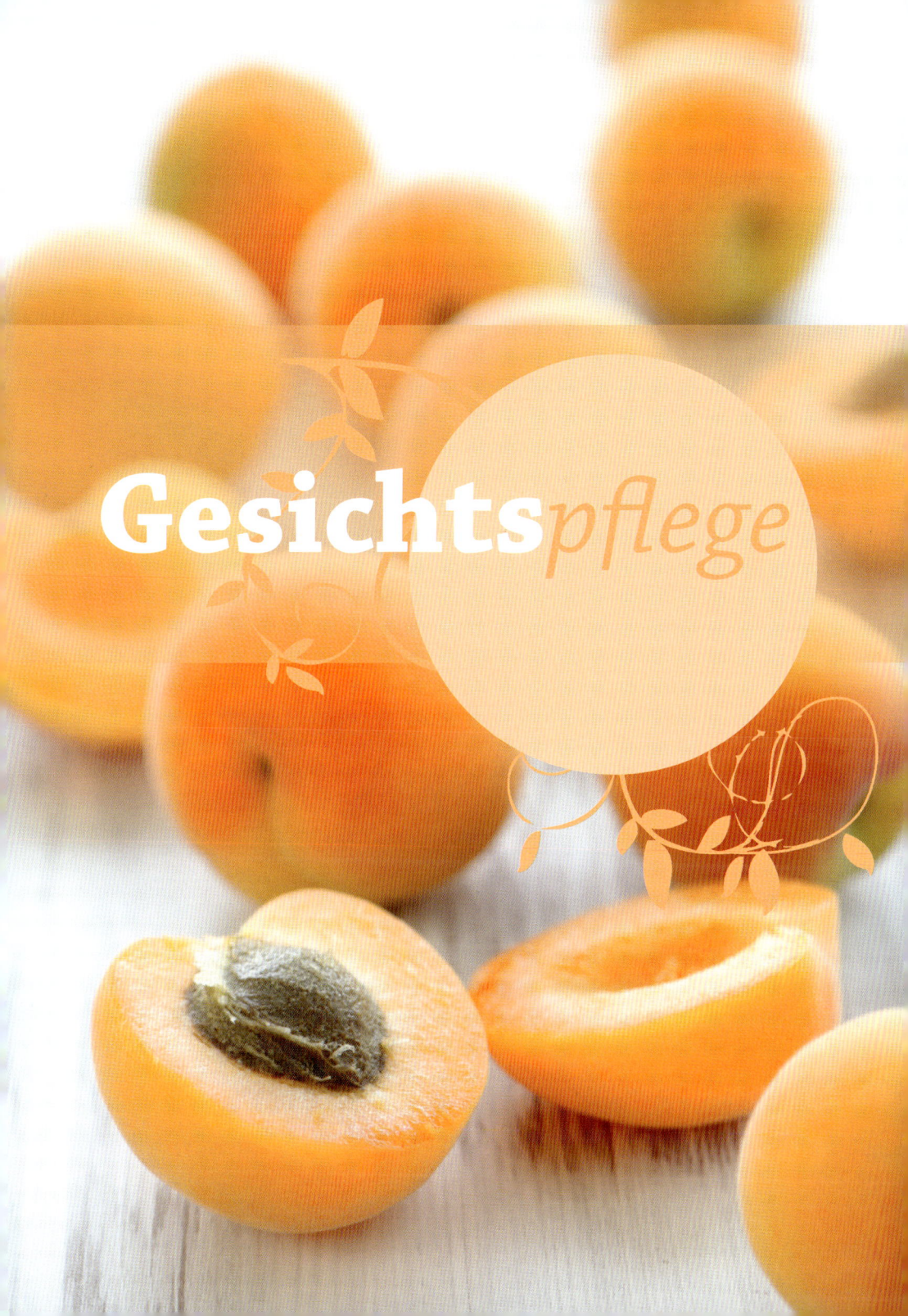

Gesichts*pflege*

Für den ersten Eindruck gibt es keine zweite Chance. Der erste Blick führt ins Gesicht. Was kann da wichtiger sein als eine adäquate Gesichtspflege?

Gesichtsmasken

Unsere Gesichtshaut ist ständig diversen Belastungen ausgesetzt. Blässe, trockene Haut und Falten sind oft die Folgen. Durch die regelmäßige Anwendung von Gesichtsmasken kann man diesen schädlichen Einflüssen und deren Auswirkungen sowohl prophylaktisch als auch heilend entgegenwirken. Sie geben müder und glanzloser Haut Frische und Geschmeidigkeit, wirken entspannend, verleihen einen klaren Teint und vermeiden Fältchen auf natürliche Weise. Gesichtsmasken versorgen die Haut außerdem mit wichtigen Vitaminen und Mineralien und führen zu einer Verbesserung der Durchblutung.

Somit stellen sie ein Muss für jeden dar, dem ein gesundes, strahlendes und gepflegtes Äußeres wichtig ist.

Viele Menschen sind der Meinung, dass die Herstellung von Gesichtsmasken eine überflüssige und zeitraubende Prozedur ist. Ich kann Ihnen jedoch versichern: Sie ist es nicht! Schon seit Hunderten von Jahren wird diese Form der Naturkosmetik erfolgreich angewandt. Alle diese wirksamen Masken kann man leicht und schnell herstellen.

Zunächst einige allgemeingültige Regeln

- Bei der Anwendung von Gesichtsmasken bietet sich die Verwendung einer Duschhaube oder das Umwickeln der Haare mit einem Handtuch an, sodass die Haare möglichst nicht mit der Maske in Berührung kommen.
- Gesichtsmasken lassen sich sehr leicht mit einem Pinsel auftragen. Bei sehr flüssigen Masken empfiehlt sich die Verwendung eines Wattepads. Tränken Sie diesen in der jeweilige Maske und tragen Sie anschließend die Flüssigkeit auf Ihr Gesicht auf.
- Nutzen Sie die Anwendungszeit möglichst auch als eine Zeit der Entspannung. Legen Sie sich hin und machen Sie einfach ein wenig Pause vom Alltag.
- Suchen Sie sich eine Maske aus, die zu Ihrem Hauttyp passt. Ihren Hauttyp können Sie leicht selbst bestimmen (siehe Seite 16 f.). Beachten Sie bitte auch, dass sich Ihr Hauttyp, je nach Jahreszeit und Lebensalter, von Zeit zu Zeit verändern kann. Was im Sommer angenehm und erfrischend wirkt, kann im Winter unangenehm oder sogar schädlich sein.
- Seien Sie vorsichtig! Unabhängig davon, ob Sie ein käufliches Produkt oder ein selbst hergestelltes Pflegemittel verwenden möchten, es besteht immer die Gefahr einer allergischen Reaktion.

Daher sollten Sie vor der Anwendung eines neuen Produkts immer erst am Unterarm einen kleinen »Allergietest« durchführen. Tragen Sie dafür etwas von den ausgesuchten Zutaten auf Ihren Unterarm auf und warten Sie ca. 5 bis 10 Minuten. Sollte Ihre Haut jucken und/oder mit einer rötlichen Verfärbung reagieren, ist die Zutat nicht für eine Anwendung zu empfehlen. Insbesondere bei Lebensmitteln, auf die Sie beim Essen allergisch reagieren, ist spezielle Vorsicht angebracht. Sie können es vorsichtig ausprobieren, denn nicht zwingend muss eine Zutat, auf die man beim Essen allergisch reagiert, auch für die Haut unverträglich sein.

- Benutzen Sie die hier vorgestellten Masken nicht für medizinische Zwecke. Bei krankhaften Symptomen, Schmerzen oder anderen unklaren Hautproblemen ziehen Sie im Zweifelsfall lieber einen Arzt zurate.
- Verwenden Sie nur frische und qualitativ gute Lebensmittel. Früchte, Obst und Gemüse sollten vor der Verarbeitung gut gewaschen werden.
- Eine frisch zubereitete Maske sollte möglichst schnell Anwendung finden. Lassen Sie sie nicht zu lange stehen. In diesem Zustand verliert sie schnell an Frische, wertvolle Vitamine gehen verloren und sie wird unansehnlich.
- Vor dem Auftragen der Masken ist eine gründliche Reinigung der entsprechenden Hautpartie zu empfehlen. Eine un-

gereinigte Haut, die noch Make-up-Reste, Schmutz oder zu viel Fett aufweist, kann die pflegenden Substanzen nicht optimal aufnehmen.

- Bei der Anwendung von Gesichtsmasken sollte als Vorsichtsmaßnahme sowohl der Augen- als auch der Mundbereich ausgespart werden. Augen- und Mundpartie benötigen eine besondere Pflege.
- Achten Sie auch darauf, dass sich Ihre Gesichtshaut in einem entspannten, ruhigen Zustand befindet. Tragen Sie die Maske sanft und gleichmäßig auf. Zu starker Druck und starkes Reiben beim Auftragen kann zu Irritationen und im schlimmeren Fall sogar zu Verletzungen der Haut führen.
- Empfehlenswert ist eine Anwendung der Masken vor dem Zubettgehen, da die entsprechenden Hautpartien dann nicht mehr den Umwelteinflüssen und Make-up ausgesetzt sind.
- Bis auf einige Ausnahmen sollten die Masken grundsätzlich mit lauwarmem Wasser abgenommen werden. Benutzen Sie dafür möglichst ein dünnes, weiches und sauberes Handtuch. Bevor Sie jedoch zum Handtuch greifen, sollten Sie die aufgetragene Maske mit Wasser befeuchten und somit etwas aufweichen. Gehen Sie beim Abwaschen mit dem Handtuch möglichst vorsichtig vor und vermeiden Sie zu starkes Reiben.
- Lassen Sie die Masken nicht länger als angegeben wirken. Halten Sie sich

möglichst genau an die vorgegebenen Zeiten und Empfehlungen.

Hauttypen

Es ist sehr wichtig, eine für Ihren individuellen Hauttyp spezifische Pflege vorzunehmen. Nur mit der richtigen Pflege können Sie Ihre Gesichtshaut lange frisch und glatt halten und vielen Hautproblemen begegnen. Eine Bestimmung des eigenen Hauttypus ist daher von großer Bedeutung. Versuchen Sie, Ihren eigenen Hauttyp zu erkennen und sich dementsprechend zu pflegen.

Ich unterscheide in diesem Buch vier Hauptgruppen:

> normale Haut

> trockene Haut

> fettige Haut

> Mischhaut

Jeder Hauttyp hat seine eigenen, spezifischen Merkmale, die im Folgenden kurz beschrieben werden.

⸺⟩ **Normale Haut** ist eine perfekte, unkomplizierte Haut. Leider kommt sie nicht allzu häufig vor, und wenn, dann meistens bei jüngeren Menschen. Sie kann ihren Fett- und Feuchtigkeitsgehalt selbst optimal regulieren und fühlt sich glatt, straff und elastisch an. Ihr Äußeres ist samtig, zart und fein.

⸺⟩ **Trockene Haut** zeichnet sich durch eine sehr empfindliche und feinporige Art aus. Sie neigt zu Rötungen und frühzeitiger Faltenbildung. Außerdem leidet sie unter Fett- und Feuchtigkeitsmangel und ist gekennzeichnet durch ein raues, schuppiges und glanzloses Hautbild mit unangenehmem Spannungsgefühl. Viele Menschen neigen heutzutage zu einer trockenen Haut. Neben genetisch bedingten Faktoren können als Ursachen dafür auch Vitaminmangel (Vitamin A, B), direkter Kontakt mit Putzmitteln oder zu lange Sonnenbäder genannt werden. Auch zu häufiges und ausgedehntes Baden oder Duschen, insbesondere mit sehr warmem Wasser, kann als Ursache für trockene Haut infrage kommen.

⸺⟩ **Fettige Haut** zeigt sich äußerlich, wie der Name schon sagt, durch ein fettig glänzendes Hautbild (die Talgdrüsen der Haut produzieren zu viel Körperfett). Sie hat große Poren und neigt zu Mitessern und Pickeln, bildet dafür aber weniger Falten.

Sollten Sie unsicher sein, ob Sie tatsächlich zu diesem Hauttyp gehören, dann versuchen Sie doch einmal Folgendes: Nehmen Sie einen sauberen Spiegel und berühren ihn nacheinander mit der Nase, der Stirn und den Wangen. Wenn Sie nun auf dem Spiegel deutliche Spuren von Fett feststellen, ist das ein klares Zeichen dafür, dass Sie zu diesem Hauttyp gehören.

⸺⟩ **Mischhaut** ist ein einzigartiger Typus, der sich aus zwei der drei oben beschriebenen Hauttypen (normale Haut, trockene Haut oder fettige Haut) zusammensetzt. Diese Eigenschaft unterscheidet sie von den anderen Hauttypen. So ergeben sich drei mögliche Varianten:

NORMALE HAUT
in Verbindung ⸺⟩ mit
trockener Haut

TROCKENE HAUT
in Verbindung ⸺⟩ mit
fettiger Haut

FETTIGE HAUT
in Verbindung ⸺⟩ mit
normaler Haut

Die fettigen Hautpartien finden sich bei der Mischhaut überwiegend in der sogenannten T-Zone (Stirn, Nase und Kinn),

während die trockenen Hautpartien vornehmlich in dem Bereich der Wangen zu finden sind. Letztere weisen dabei unter Umständen ein leichtes Spannungsgefühl auf. Auch hier kann Ihnen der Spiegeltest weiterhelfen. Nehmen Sie einen sauberen Spiegel und berühren Sie damit Stirn, Nase, Kinn und Wangen. Wenn Sie dem Typus Mischhaut angehören, hinterlassen hier die Wangenpartien – im Gegensatz zum Hauttyp fettige Haut – keine Fettreste auf dem Spiegel.

Welchen Hauttyp Sie haben, hängt sowohl von inneren als auch von äußeren Einflüssen ab. So spielen Hormone, Lebensalter, Erbanlagen, Gesundheitszustand, Ernährung, Witterung und Umwelteinflüsse eine wichtige Rolle für die Beschaffenheit der Haut.

Bitte bedenken Sie, dass Ihr Hauttyp nicht zwingend unverändert bleibt. Mit zunehmendem Alter sollten Sie Ihrer Haut mehr Aufmerksamkeit und Pflege zukommen lassen. Doch auch die Jahreszeiten und viele andere Faktoren üben einen großen Einfluss aus. Bei einer Veränderung sollten Sie unbedingt Ihr Pflegemittel rechtzeitig dem neuen Hauttyp anpassen. Die Grenzen zwischen den unterschiedlichen Hauttypen sind nicht immer ganz klar und eindeutig. So muss auch hier mit ein wenig Gefühl und Spürsinn gearbeitet werden, um sich und seiner Haut das Beste zu geben.

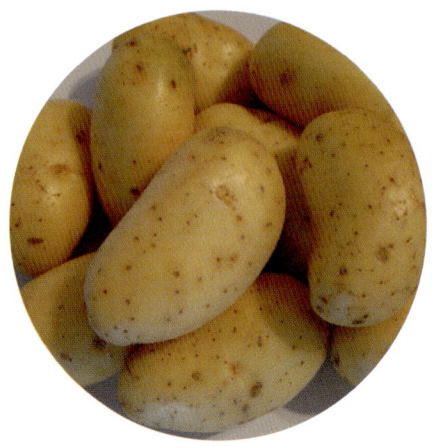

Gesichtsmasken für die normale Haut

Die normale Haut ist relativ pflegeleicht, denn sie ist weder zu fettig noch zu trocken. Doch auch diese Haut benötigt Pflege. Wenn Sie sich in dem Hauttyp »normale Haut« wiedererkennen, dann ist dieses Kapitel genau das richtige für Sie. Hier finden Sie viele unterschiedliche Masken, die genau auf diesen Typus abgestimmt sind.

»TIPP Beim Abnehmen der Maske können Sie das Gesicht zunächst mit warmem und abschließend noch einmal mit kaltem Wasser waschen. Dieser Temperaturwechsel zwischen warm und kalt ist für die Haut wie eine Art »Gymnastik«. Die Durchblutung wird dadurch verbessert, die Haut wird elastischer und gesünder.

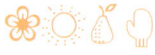

Zutaten: 1 kleine Kartoffel, 1 EL Milch, 1 EL Orangensaft (frisch gepresst oder gekauft)

Zubereitung: Die Kartoffel kochen, anschließend schälen und mit einer Gabel oder in einem Mörser pürieren. Die pürierte Kartoffel mit der Milch und dem Orangensaft gut vermischen, sodass eine mittelfeste, klumpenfreie Creme entsteht.

Anwendung: Die Maske gleichmäßig auf das Gesicht auftragen und ca. 15 Minuten wirken lassen. Danach die Maske mit lauwarmem Wasser abnehmen und abschließend das Gesicht mit einem weichen Handtuch trocken tupfen.

☺ Diese Kartoffelmaske erfrischt und glättet die Haut.

❗ Kartoffeln speichern die Hitze sehr lange. Tragen Sie die Maske nicht zu heiß auf, da die Haut Verbrennungsschäden erleiden kann. Die Masse sollte für die Anwendung eine angenehme Temperatur haben.

EIGELB-MÖHRENSAFT- SAURE-SAHNE-GESICHTSMASKE

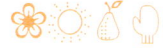

Zutaten: 1 Eigelb, 1 EL saure Sahne, 1 TL Möhrensaft

Zubereitung: Das Eigelb mit einem Schneebesen schaumig schlagen und anschließend mit den restlichen Zutaten gut verrühren.

Anwendung: Die Maske gleichmäßig auf das Gesicht auftragen und ca. 15 Minuten wirken lassen. Danach die Maske mit lauwarmem Wasser abnehmen und abschließend das Gesicht mit einem weichen Handtuch trocken tupfen.

☺ Diese Kur macht Ihre Haut nicht nur geschmeidig, sondern schützt auch vor der schädigenden Wirkung der Sonnenstrahlen.

! Die Inhaltsstoffe einer Möhre können zu einer leichten Verfärbung der Haut führen.

KIRSCH-GESICHTSMASKE

Zutaten: 2 große, reife Kirschen, 2 TL Quark

Zubereitung: Die Kirschen waschen, abtrocknen, halbieren und von den Kernen befreien. Danach die Haut entfernen, das Fruchtfleisch pürieren und mit dem Quark gut verrühren.

Anwendung: Die Maske gleichmäßig auf das Gesicht auftragen und ca. 15 Minuten wirken lassen. Danach die Maske mit lauwarmem Wasser abnehmen und abschließend das Gesicht mit einem weichen Handtuch trocken tupfen.

☺ Diese Maske liefert unserer Haut wichtige Vitamine und schenkt ihr ein frisches Aussehen.

Gesichtsmasken

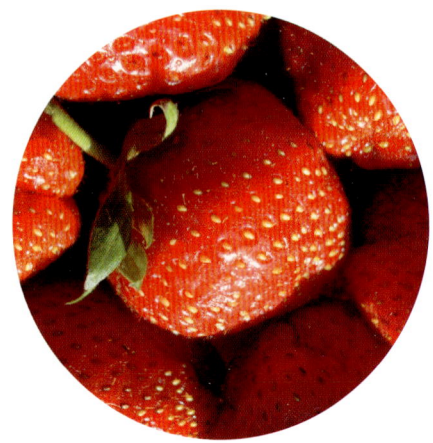

ERDBEER-QUARK-GESICHTSMASKE

Zutaten: 2 bis 3 reife Erdbeeren, 1 TL Quark

Zubereitung: Die Erdbeeren gründlich waschen, entstielen, mit einer Gabel zerdrücken und mit dem Quark gut verrühren.

Anwendung: Die Maske gleichmäßig auf das Gesicht auftragen und ca. 15 Minuten wirken lassen. Danach die Maske mit lauwarmem Wasser abnehmen und abschließend das Gesicht mit einem weichen Handtuch trocken tupfen.

😊 Diese Maske macht die Haut angenehm weich und wirkt zugleich festigend. Des Weiteren erfrischt und glättet sie.

HONIG-QUARK-GESICHTSMASKE

Zutaten: 2 TL Honig, 2 TL Quark, 1/2 TL Olivenöl

Zubereitung: Die Zutaten so miteinander vermischen, dass eine glatte Creme entsteht.

Anwendung: Die Maske gleichmäßig auf das Gesicht auftragen und ca. 15 Minuten wirken lassen. Danach die Maske mit lauwarmem Wasser abnehmen und abschließend das Gesicht mit einem weichen Handtuch trocken tupfen.

😊 Honig macht die Haut weich, wirkt entzündungshemmend, fördert die Durchblutung und wirkt entspannend.

»TIPP Wenn der Honig zu hart sein sollte, kann ein vorsichtiges Erwärmen im Wasserbad schnell helfen. Der Honig wird wieder flüssig und lässt sich mit den anderen Zutaten gut vermischen.

TOMATEN-HAFERFLOCKEN-GESICHTSMASKE

Zutaten: 1 kleine Tomate, 1 EL Haferflocken

Zubereitung: Die Tomate waschen, von der Haut befreien und mit einer Gabel oder in einem Mörser pürieren. Das pürierte Tomatenfleisch durch ein Sieb pressen, sodass eine gleichmäßige, feine Masse entsteht. Die Haferflocken in einem Mixer gründlich zerkleinern und mit dem pürierten Tomatenfleisch gut verrühren. Vor der Anwendung die Maske etwa 10 Minuten stehen lassen, damit die Haferflocken etwas aufquellen.

Anwendung: Die Maske gleichmäßig auf das Gesicht auftragen und ca. 15 Minuten wirken lassen. Danach die Maske mit lauwarmem Wasser abnehmen und abschließend das Gesicht mit einem weichen Handtuch trocken tupfen.

☺ Diese Maske sorgt für eine reine, frische und straffe Haut.

»TIPP Übergießen Sie die Tomate vorsichtig mit kochendem Wasser. Dadurch lässt sie sich anschließend leicht abschälen.

APFEL-SAURE-SAHNE-GESICHTSMASKE

Zutaten: 1/2 Apfel, 1 TL saure Sahne

Zubereitung: Den Apfel waschen, schälen, auf einer Reibe fein reiben oder in einem Mörser pürieren und mit der sauren Sahne gut vermischen.

Anwendung: Die Maske gleichmäßig auf das Gesicht auftragen und ca. 10 Minuten wirken lassen. Danach die Maske mit lauwarmem Wasser abnehmen und abschließend das Gesicht mit einem weichen Handtuch trocken tupfen.

☺ Diese Maske erfrischt, strafft und spendet der Haut Feuchtigkeit.

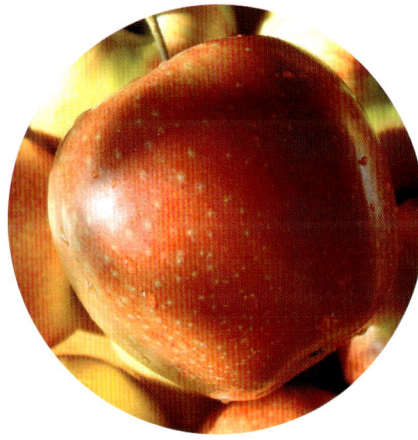

SAURE-SAHNE-QUARK-GESICHTSMASKE

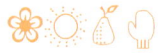

Zutaten: 1 EL saure Sahne, 1 EL Quark, 1 TL feines Meersalz

Zubereitung: Alle Zutaten gut miteinander vermischen, sodass eine glatte Creme entsteht.

Anwendung: Die Maske gleichmäßig auf das Gesicht auftragen und ca. 10 Minuten wirken lassen. Danach die Maske mit lauwarmem Wasser abnehmen und abschließend das Gesicht mit einem weichen Handtuch trocken tupfen.

☺ Das Salz in dieser Maske liefert der Haut Mineralstoffe und Spurenelemente, während die Sahne wie eine Creme wirkt.

BANANEN-GESICHTSMASKE

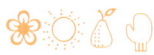

Zutaten: 1/2 reife Banane, 2 EL Milch

Zubereitung: Die Banane schälen und mit einer Gabel gründlich pürieren. Anschließend das Bananenpüree mit der zuvor leicht erwärmten Milch zu einer glatten Creme verrühren.

Anwendung: Die Maske gleichmäßig auf das Gesicht auftragen und ca. 15 Minuten wirken lassen. Danach die Maske mit lauwarmem Wasser abnehmen und abschließend das Gesicht mit einem weichen Handtuch trocken tupfen.

☺ Diese Maske wirkt durchblutungsfördernd und zaubert einen rosigen Teint.

SAURE-SAHNE-GESICHTSMASKE

Zutaten: 1 EL saure Sahne, 1 EL frische Petersilie

Zubereitung: Die Petersilie waschen, abzupfen und in kleine Stücke schneiden. Anschließend die geschnittene Petersilie in einem Mörser gründlich pürieren und mit der sauren Sahne gut vermischen.

Anwendung: Die Maske gleichmäßig auf das Gesicht auftragen und ca. 15 Minuten wirken lassen. Danach die Maske mit lauwarmem Wasser abnehmen und abschließend das Gesicht mit einem weichen Handtuch trocken tupfen.

☺ Diese Maske ist sehr nahrhaft und gibt der Haut ein angenehm frisches Gefühl.

MANGO-GESICHTSMASKE

Zutaten: 2 EL frisch püriertes reifes Mangofleisch, 1 TL Honig

Zubereitung: Die Mango waschen, schälen und eine ausreichende Menge Fruchtfleisch mit einer Gabel gründlich zerdrücken. Anschließend den Honig hinzufügen und beides gut zu einem glatten Brei verrühren.

Anwendung: Die Maske gleichmäßig auf das Gesicht auftragen und ca. 15 Minuten wirken lassen. Danach die Maske mit lauwarmem Wasser abnehmen und abschließend das Gesicht mit einem weichen Handtuch trocken tupfen.

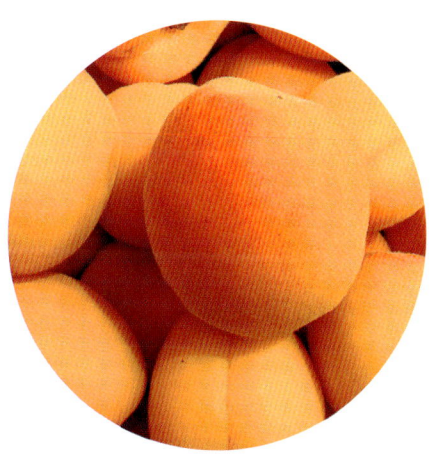

☺ Diese Maske glättet die Haut, spendet Feuchtigkeit und erfrischt.

»TIPP Wenn der Honig zu hart sein sollte, kann ein vorsichtiges Erwärmen im Wasserbad schnell helfen. Der Honig wird wieder flüssig und lässt sich mit den anderen Zutaten gut vermischen.

APRIKOSEN-GESICHTSMASKE

Zutaten: 1 reife Aprikose, 1 TL saure Sahne, 1 Eiweiß

Zubereitung: Die Aprikose waschen, schälen und das Fruchtfleisch mit einer Gabel gut pürieren. Das Eiweiß mit einem Schneebesen steif schlagen und mit dem Fruchtfleisch und der sauren Sahne zu einer einheitlichen Creme vermischen.

Anwendung: Die Maske gleichmäßig auf das Gesicht auftragen und ca. 15 Minuten wirken lassen. Danach die Maske mit lauwarmem Wasser abnehmen und abschließend das Gesicht mit einem weichen Handtuch trocken tupfen.

☺ Die Aprikosen-Gesichtsmaske enthält viele Inhaltsstoffe, die dem Feuchtigkeitshaushalt der Haut guttun. Sie wirkt glättend und verleiht dem Gesicht einen frischen, strahlenden Teint.

KOPFSALAT-GESICHTSMASKE

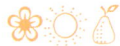

Zutaten: 1 bis 2 Blätter Kopfsalat, 4 bis 5 Tropfen Zitronensaft

Zubereitung: Die Blätter des Kopfsalats gründlich waschen, trocknen und in einem Mörser gut pürieren. Die so pürierten Blätter durch ein Sieb drücken und den daraus gewonnenen Saft auffangen. Abschließend den entstandenen Saft mit dem Zitronensaft gut verrühren.

Anwendung: Die Maske mit einem Wattepad gleichmäßig auf das Gesicht auftragen und ca. 20 Minuten wirken lassen. Danach die Maske mit lauwarmem Wasser abnehmen und abschließend das Gesicht mit einem weichen Handtuch trocken tupfen.

☺ Diese Maske reinigt, erfrischt und strafft die Haut.

»TIPP Wenn der Kopfsalat schon etwas welk ist, lassen Sie ihn einfach ein bis zwei Stunden in frischem, kaltem Wasser liegen, dadurch gewinnt er deutlich an Frische zurück.

QUARK-GESICHTSMASKE

Zutaten: 1 EL Quark, 1 EL reiner Möhrensaft, 1/2 TL Olivenöl

Zubereitung: Alle Zutaten so miteinander vermischen, dass eine glatte Creme entsteht.

Anwendung: Die Maske gleichmäßig auf das Gesicht auftragen und ca. 15 Minuten wirken lassen. Danach die Maske mit lauwarmem Wasser abnehmen und abschließend das Gesicht mit einem weichen Handtuch trocken tupfen.

☺ Diese Quarkmaske hat einen erfrischenden, glättenden Effekt und verbessert die Ausstrahlung der Haut.

! Die Inhaltsstoffe einer Möhre können zu einer leichten Verfärbung der Haut führen.

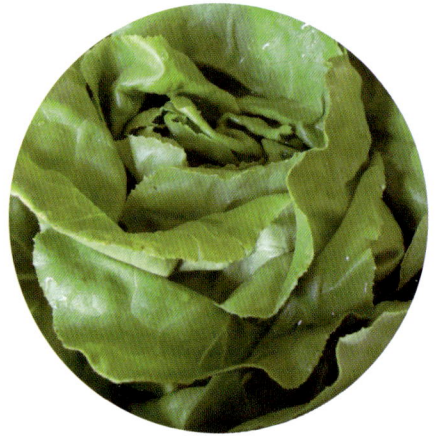

SCHOKOLADEN-GESICHTSMASKE

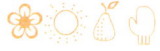

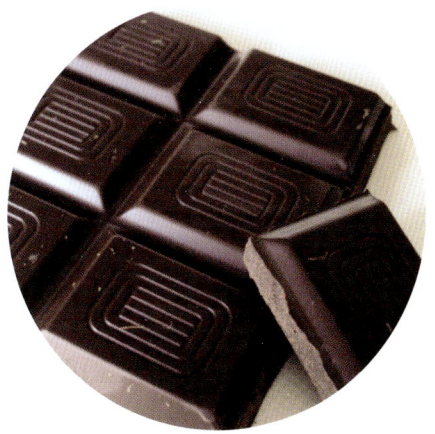

Zutaten: 20 g bittere Schokolade, 1 TL saure Sahne, 1 TL warmes Wasser, 1 Eigelb

Zubereitung: Die Schokolade in einen kleinen Topf geben und im Wasserbad unter gelegentlichem Rühren zum Schmelzen bringen. Die geschmolzene Schokolade etwas abkühlen lassen und mit den übrigen Zutaten gut vermischen.

Anwendung: Die Maske gleichmäßig auf das Gesicht auftragen und ca. 15 Minuten wirken lassen. Danach die Maske mit lauwarmem Wasser abnehmen und abschließend das Gesicht mit einem weichen Handtuch trocken tupfen.

😊 Diese Schokoladenmaske sorgt für eine streichelzarte und geschmeidige Haut.

»TIPP Da bittere Schokolade einen höheren Kakaoanteil besitzt als helle Schokolade, und Kakao wiederum sehr reich an wertvollen Inhaltsstoffen ist, empfiehlt es sich, hier möglichst dunkle Schokolade zu verwenden.

PFIRSICH-GESICHTSMASKE

Zutaten: 1/2 reifer Pfirsich, 1 TL saure Sahne, 1 TL Mehl

Zubereitung: Den Pfirsich waschen, abtrocknen, schälen und die nötige Menge mit einer Gabel gut pürieren. Das so gewonnene Pfirsichpüree mit der Sahne und dem Mehl zu einer glatten Creme verrühren.

Anwendung: Die Maske gleichmäßig auf das Gesicht auftragen und ca. 15 Minuten wirken lassen. Danach die Maske mit lauwarmem Wasser abnehmen und abschließend das Gesicht mit einem weichen Handtuch trocken tupfen.

😊 Diese Maske wirkt sowohl glättend und erfrischend als auch feuchtigkeitsspendend.

HEFE-GESICHTSMASKE

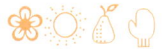

Zutaten: 10 g frische Hefe, 2 EL warmes Wasser, etwas Mehl

Zubereitung: Die Hefe in dem warmen Wasser auflösen und mit dem Mehl anreichern, sodass eine dem Joghurt ähnliche Konsistenz entsteht. Danach die Maske an einem warmen Ort (z.B. in ein Handtuch einpacken, in Heizungsnähe stellen etc.) platzieren und so lange stehen lassen, bis sie leicht zu gären beginnt.

Anwendung: Die Maske gleichmäßig auf das Gesicht auftragen und ca. 15 Minuten wirken lassen. Danach die Maske mit lauwarmem Wasser abnehmen und abschließend das Gesicht mit einem weichen Handtuch trocken tupfen.

☺ Diese Maske verleiht Ihrer Haut ein glattes, hübsches Aussehen und wirkt reinigend und straffend.

Gesichtsmasken für die fettige Haut

Ursache für zu fettige Haut ist ein übermäßiges Arbeiten der Talgdrüsen. Dabei produzieren die Talgdrüsen zu viel Fett. Natürlich ist es nicht immer schön, wenn die Haut zu stark glänzt. Jedoch hat dieser Hauttyp den angenehmen Vorteil, nicht so schnell wie die anderen Hauttypen zu altern. Falten stellen sich hier erst deutlich später ein. Auf jeden Fall bedarf es auch bei diesem Hauttyp einer besonderen Pflege. Lassen Sie sich im Folgenden von der Vielzahl der unterschiedlichen Masken überraschen!

ZITRONEN-EIWEIß-GESICHTSMASKE

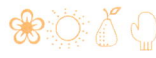

Zutaten: 1 TL frisch gepresster Zitronensaft, 1 Eiweiß

Zubereitung: Das Eiweiß mit einem Schneebesen steif schlagen, den Zitronensaft hinzugeben und beide Zutaten gut miteinander verrühren.

Anwendung: Die Maske gleichmäßig auf das Gesicht auftragen und ca. 15 Minuten wirken lassen. Danach die Maske mit lauwarmem Wasser abnehmen und abschließend das Gesicht mit einem weichen Handtuch trocken tupfen.

☺ Diese Maske wirkt straffend und hilft bei müder und abgespannter Haut.

❗ Die Anwendung dieser Maske kann zu einer leichten Aufhellung der Haut führen.

TOMATEN-MILCH-GESICHTSMASKE

Zutaten: 1/2 Tomate, 2 EL fettarme Milch, 1 EL Haferflocken

Zubereitung: In einem Mixer die Haferflocken gründlich zerkleinern. Die Tomate waschen, schälen und das Fruchtfleisch mit einer Gabel oder in einem Mörser sorgfältig pürieren. Das Tomatenpüree durch ein Sieb drücken, sodass eine gleichmäßige Masse entsteht. Nun noch die Milch etwas erwärmen und mit den anderen Zutaten gut vermischen. Vor der Anwendung die Mischung ca. 10 Minuten stehen lassen, so können die Haferflocken etwas aufquellen.

Anwendung: Die Maske gleichmäßig auf das Gesicht auftragen und ca. 15 Minuten wirken lassen. Danach die Maske mit lauwarmem Wasser abnehmen und abschließend das Gesicht mit einem weichen Handtuch trocken tupfen.

☺ Diese erfrischende Maske hilft gegen unreine Haut und Pickel.

»TIPP Übergießen Sie die Tomate vorsichtig mit kochendem Wasser. Dadurch lässt sie sich viel leichter schälen.

GRAPEFRUIT-GESICHTSMASKE

Zutaten: 2 TL frisch gepresster Grapefruitsaft, 1 Eiweiß, 2 EL Haferflocken

Zubereitung: Das Eiweiß schaumig schlagen, Grapefruitsaft zufügen und beides mit den zuvor in einem Mixer gründlich zerkleinerten Haferflocken gut vermischen. Das Ganze 5 bis 10 Minuten stehen und quellen lassen, bis die Konsistenz breiähnlich ist.

Anwendung: Die Maske gleichmäßig auf das Gesicht auftragen und ca. 15 Minuten wirken lassen. Danach die Maske mit lauwarmem Wasser abnehmen und abschließend das Gesicht mit einem weichen Handtuch trocken tupfen.

☺ Diese Maske wirkt auf die Haut erfrischend und glättend.

! Die Anwendung dieser Maske kann zu einer leichten Aufhellung der Haut führen.

APFEL-MÖHREN-GESICHTSMASKE

Zutaten: 1/2 Apfel, 1 kleine Möhre, 1 Eiweiß, etwas Mehl

Zubereitung: Den Apfel und die Möhre abwaschen, schälen, trocknen und auf einer Reibe (feinste Stufe) zerkleinern (für den Apfel kann auch ein Mörser zum Zerkleinern verwendet werden). Das Eiweiß mit einer Gabel oder einem Schneebesen schaumig schlagen und mit dem Apfel und der Möhre gut vermischen. Abschließend das Mehl unter ständigem Rühren langsam hinzugeben, bis sich eine joghurtähnliche Konsistenz ergibt.

Anwendung: Die Maske gleichmäßig auf das Gesicht auftragen und ca. 15 Minuten wirken lassen. Danach die Maske mit lauwarmem Wasser abnehmen und abschließend das Gesicht mit einem weichen Handtuch trocken tupfen.

🙂 Dies ist eine tolle, erfrischende Gesichtsmaske, die gleichzeitig den Fettglanz der Haut vermindert.

»TIPP Säuerliche Äpfel eignen sich besonders gut bei unreiner, fettiger Haut.

❗ Die Inhaltsstoffe einer Möhre können zu einer leichten Verfärbung der Haut führen.

ERDBEER-GESICHTSMASKE

Zutaten: 2 bis 3 Erdbeeren, 1 TL fettarmer Joghurt, 1 TL Honig

Zubereitung: Die Erdbeeren waschen, entstielen, trocknen, mit einer Gabel pürieren und mit den anderen Zutaten gut vermischen.

Anwendung: Die Maske gleichmäßig auf das Gesicht auftragen und ca. 15 Minuten wirken lassen. Danach die Maske mit lauwarmem Wasser abnehmen und anschließend das Gesicht mit einem weichen Handtuch trocken tupfen.

🙂 Erdbeeren sind nicht nur leckere Früchte. Sie liefern unserer Haut viele Vitamine und schenken ihr ein weiches, frisches und jugendliches Aussehen.

»TIPP Wenn der Honig zu hart sein sollte, kann ein vorsichtiges Erwärmen im Wasserbad schnell helfen. Der Honig wird wieder flüssig und lässt sich mit den anderen Zutaten gut vermischen.

WEINTRAUBEN-GESICHTSMASKE

Zutaten: ca. 10 grüne, kernlose Weintrauben, 1 Eigelb, etwas Mehl

Zubereitung: Die Haut der Weintrauben entfernen, das Fruchtfleisch in einem Mörser pürieren und mit dem Eigelb gut vermischen. Anschließend mit etwas Mehl, je nach Vorliebe, andicken und zu einer klumpenfreien Creme verrühren.

Anwendung: Die Maske gleichmäßig auf das Gesicht auftragen und ca. 20 Minuten wirken lassen. Danach die Maske mit lauwarmem Wasser abnehmen und abschließend das Gesicht mit einem weichen Handtuch trocken tupfen.

☺ Diese erfrischende Maske sorgt für eine reine und schöne Haut.

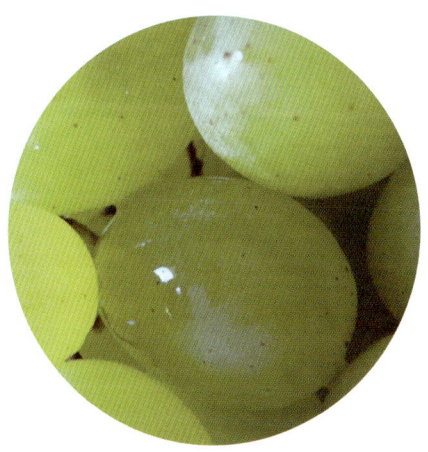

EBERESCHEN-GESICHTSMASKE

Zutaten: 1 EL reife Ebereschenbeeren (auch Vogelbeeren genannt), 1 EL fettarmer Joghurt, 1 TL Zitronensaft

Zubereitung: Die Beeren abwaschen, trocknen und in einem Mörser gründlich pürieren. Anschließend alle Zutaten gut miteinander vermischen.

Anwendung: Die Maske gleichmäßig auf das Gesicht auftragen und ca. 15 Minuten wirken lassen. Danach die Maske mit lauwarmem Wasser abnehmen und abschließend das Gesicht mit einem weichen Handtuch trocken tupfen.

☺ Diese Maske wirkt angenehm erfrischend und zudem verjüngend auf die Haut.

❗ Die Anwendung dieser Maske kann zu einer leichten Aufhellung der Haut führen.
Ebereschen lassen sich vielerorts in der freien Natur pflücken. Da sie anderen giftigen Früchten sehr ähneln, ist hier größte Vorsicht angebracht. Nur wer die Eberesche gut kennt, sollte mit dieser Frucht arbeiten.

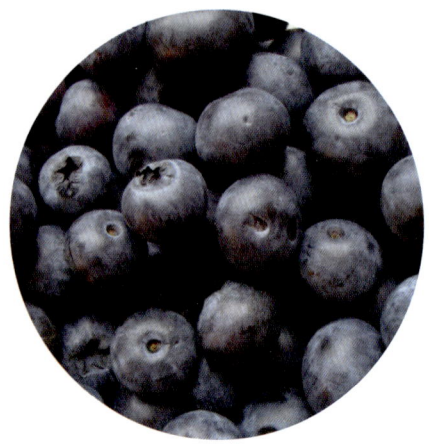

HEIDELBEER-GESICHTSMASKE

Zutaten: 10 Heidelbeeren, 1 EL fettarmer Joghurt, ca. 1 TL Mehl

Zubereitung: Die Beeren gut waschen, trocknen und in einem Mörser gründlich pürieren. Abschließend die pürierten Beeren mit dem Joghurt und dem Mehl zu einer glatten, klumpenfreien Creme verrühren.

Anwendung: Die Maske gleichmäßig auf das Gesicht auftragen und ca. 15 Minuten wirken lassen. Danach die Maske mit lauwarmem Wasser abnehmen und abschließend das Gesicht mit einem weichen Handtuch trocken tupfen.

☺ Heidelbeeren beinhalten Antioxidantien, die dazu beitragen können, unsere Haut jung und gesund zu halten.

MAGERQUARK-GESICHTSMASKE

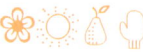

Zutaten: 2 EL Magerquark, 1 TL Milch

Zubereitung: Die Milch etwas erwärmen und mit dem Quark zu einer cremigen Mischung verrühren.

Anwendung: Die Maske gleichmäßig auf das Gesicht auftragen und ca. 15 Minuten wirken lassen. Danach die Maske mit lauwarmem Wasser abnehmen und abschließend das Gesicht mit einem weichen Handtuch trocken tupfen.

☺ Diese Maske reinigt und pflegt unreine Haut und verkleinert zudem die Poren.

GURKEN-JOGHURT-GESICHTSMASKE

Zutaten: 1 EL fein geriebene Gurke, 1 EL fettarmer Joghurt, 1/2 TL frisch gepresster Zitronensaft

Zubereitung: Die Gurke abwaschen, trocknen und auf einer Reibe (feinste Stufe) zerkleinern. Den Joghurt und den Zitronensaft hinzufügen und alles gut miteinander verrühren.

Anwendung: Die Maske gleichmäßig auf das Gesicht auftragen und ca. 15 Minuten wirken lassen. Danach die Maske mit lauwarmem Wasser abnehmen und abschließend das Gesicht mit einem weichen Handtuch trocken tupfen.

😊 Diese Kur spendet Feuchtigkeit und erfrischt die Haut.

❗ Die Anwendung dieser Maske kann zu einer leichten Aufhellung der Haut führen.

DILL-GESICHTSMASKE

Zutaten: 1 TL frischer Dill, 1 EL fettarmer Joghurt

Zubereitung: Den Dill waschen, trocknen, fein hacken und in einem Mörser gründlich pürieren. Anschließend den Dill mit dem Joghurt gut vermischen.

Anwendung: Die Maske gleichmäßig auf das Gesicht auftragen und ca. 15 Minuten wirken lassen. Danach die Maske mit lauwarmem Wasser abnehmen und abschließend das Gesicht mit einem weichen Handtuch trocken tupfen.

😊 Dill ist ein gesundes, vitaminreiches Kraut, das unserer Haut zu mehr Frische und Elastizität verhilft.

PFLAUMEN-GESICHTSMASKE

Zutaten: 1/2 reife Pflaume, 1 Eiweiß

Zubereitung: Die Pflaume waschen, trocknen und schälen, mit einer Gabel oder in einem Mörser fein pürieren und mit dem schon leicht schaumig geschlagenen Eiweiß gut vermischen.

Anwendung: Die Maske mit einem Wattepad gleichmäßig auf das Gesicht auftragen und ca. 15 Minuten wirken lassen. Danach die Maske mit lauwarmem Wasser abnehmen und abschließend das Gesicht mit einem weichen Handtuch trocken tupfen.

😊 Diese Maske erfrischt müde Haut und bekämpft kleine Fältchen.

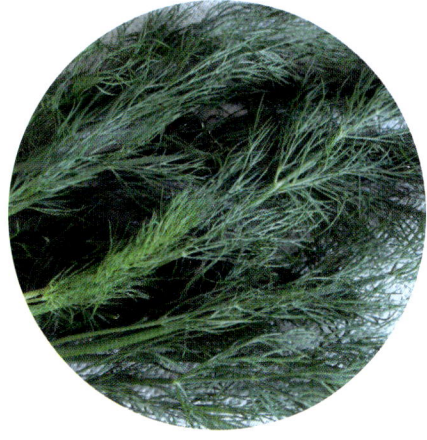

KIWI-BANANEN-GESICHTSMASKE

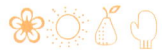

Zutaten: 1/2 Kiwi, 1/3 Banane, 1 TL Honig

Zubereitung: Die Kiwi und die Banane schälen und mit einer Gabel zu einer feinen Fruchtmasse pürieren. Anschließend den Honig hinzugeben und alles gut miteinander verrühren.

Anwendung: Die Maske gleichmäßig auf das Gesicht auftragen und ca. 15 Minuten wirken lassen. Danach die Maske mit lauwarmem Wasser abnehmen und abschließend das Gesicht mit einem weichen Handtuch trocken tupfen.

☺ Diese Maske erfrischt und nährt die Haut.

»TIPP Wenn der Honig zu hart sein sollte, kann ein vorsichtiges Erwärmen im Wasserbad schnell Abhilfe schaffen. Der Honig wird wieder flüssig und lässt sich mit den anderen Zutaten leicht vermischen.

STACHELBEER-GESICHTSMASKE

Zutaten: 5 große, reife Stachelbeeren, 5 Tropfen frisch gepresster Zitronensaft, 1 TL Honig

Zubereitung: Die Stachelbeeren abwaschen, trocknen und in einem Mörser gründlich pürieren. Das Beerenpüree durch ein Sieb drücken und so von der Haut und den Kernen befreien. Zum Schluss das reine Beerenfleisch mit dem Zitronensaft und dem Honig gut vermischen.

Anwendung: Die Maske mit einem Wattepad gleichmäßig auf das Gesicht auftragen und ca. 10 Minuten wirken lassen. Danach die Maske mit lauwarmem Wasser abnehmen und abschließend das Gesicht mit einem weichen Handtuch trocken tupfen.

☺ Stachelbeeren wirken erfrischend und tonisierend auf die Haut.

BANANEN-EIWEIß-GESICHTSMASKE

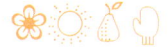

Zutaten: 1/3 Banane, 1 Eiweiß

Zubereitung: Die geschälte Banane mit einer Gabel gründlich pürieren und mit dem zuvor leicht schaumig geschlagenen Eiweiß gut vermischen.

Anwendung: Die Maske gleichmäßig auf das Gesicht auftragen und ca. 15 Minuten wirken lassen. Danach die Maske mit lauwarmem Wasser abnehmen und abschließend das Gesicht mit einem weichen Handtuch trocken tupfen.

😊 Diese Maske wirkt straffend und nährend zugleich.

MÖHREN-EIWEIß-GESICHTSMASKE

Zutaten: 1 kleine Möhre, 1 Eiweiß, ca. 3 TL Mehl

Zubereitung: Die Möhre waschen, schälen und auf einer Reibe (feinste Stufe) zerkleinern. Das Eiweiß schaumig schlagen und mit dem Möhrenpüree gut vermischen. Zum guten Schluss noch unter ständigem Rühren etwas Mehl hinzufügen, bis die Maske einem Quark ähnelt.

Anwendung: Die Maske gleichmäßig auf das Gesicht auftragen und ca. 20 Minuten wirken lassen. Danach die Maske mit lauwarmem Wasser abnehmen und abschließend das Gesicht mit einem weichen Handtuch trocken tupfen.

😊 Diese Maske schützt die Haut vor schädlichen Sonnenstrahlen und wirkt erfrischend und straffend.

❗ Die Inhaltsstoffe einer Möhre können zu einer leichten Verfärbung der Haut führen.

JOGHURT-GESICHTSMASKE

Zutaten: 2 EL fettarmer Joghurt, 1 EL Mehl

Zubereitung: Beide Zutaten gründlich zu einer Creme verrühren.

Anwendung: Die Maske gleichmäßig auf das Gesicht auftragen und ca. 20 Minuten wirken lassen. Danach die Maske mit lauwarmem Wasser abnehmen und abschließend das Gesicht mit einem weichen Handtuch trocken tupfen.

😊 Diese Maske macht die Haut geschmeidig, weich und wirkt zudem erfrischend.

Gesichtsmasken für die trockene Haut

Trockene Haut spannt und neigt zu Entzündungen. Sie ist glanzlos, rau und schuppig, oft verbunden mit unangenehmem Juckreiz.

Obwohl trockene Haut in jungen Jahren durch ihr zartes und feinporiges Erscheinungsbild sehr hübsch aussehen kann und noch recht unproblematisch ist, kann es mit zunehmendem Alter, ohne richtige Pflege, zu Problemen kommen. Trockene Haut hat die stärkste Tendenz, frühzeitige Alterungsspuren aufzuweisen. Da trockene Haut sehr empfindlich ist, bedarf es auch hier einer besonderen Aufmerksamkeit und Pflege. Gesichtsmasken können helfen, der Haut wieder Elastizität und Geschmeidigkeit zu verleihen.

Beachten Sie bitte:

- Gesichtsmasken für diesen Hauttyp sollten nicht zu oft angewendet werden. Einmal in der Woche ist vollkommen ausreichend.
- Lassen Sie beim Abnehmen der Maske besondere Sorgfalt walten. Gehen Sie dabei sehr sanft vor, um eine unnötige Reizung der Haut zu vermeiden.
- Waschen Sie Ihr Gesicht möglichst nur mit lauwarmem Wasser. Zu heißes Wasser führt zu einer verstärkten Austrocknung der Haut.
- Verwenden Sie statt Ihrer gewöhnlichen Gesichtscreme lieber ein Mandelöl oder Kokosbutter. Diese wertvollen, natürlichen Produkte wirken sehr intensiv, schützen die Haut vor unerwünschter Austrocknung und halten sie weich und geschmeidig. Ein leichtes, sanftes Einmassieren fördert sowohl die Aufnahme der Pflegestoffe als auch die Durchblutung und Elastizität der Haut.

HEIDELBEER-CRÈME-FRAÎCHE-GESICHTSMASKE

Zutaten: 5 reife Heidelbeeren, 2 TL Crème fraîche

Zubereitung: Die Heidelbeeren waschen, trocknen und gründlich in einem Mörser pürieren. Anschließend beide Zutaten gut miteinander verrühren.

Anwendung: Die Maske gleichmäßig auf das Gesicht auftragen und ca. 10 Minuten wirken lassen. Danach die Maske mit lauwarmem Wasser abnehmen und abschließend das Gesicht mit einem weichen Handtuch trocken tupfen.

☺ Diese Maske hält die Haut gesund, schenkt ihr Schönheit und Frische.

BIRNEN-GESICHTSMASKE

Zutaten: 1/3 reife Birne, 2 Tropfen frisch gepresster Zitronensaft, 1 TL Crème fraîche

Zubereitung: Die Birne waschen, trocknen, schälen und auf einer Reibe (feinste Stufe) zerkleinern. Je nach Härte der Frucht bietet sich das Pürieren mit einer Gabel oder in einem Mörser an. Zuerst das Birnenpüree mit dem Zitronensaft vermischen und zuletzt die Crème fraîche hinzugeben. Alle Zutaten gut miteinander verrühren.

Anwendung: Die Maske gleichmäßig auf das Gesicht auftragen und ca. 15 Minuten wirken lassen. Danach die Maske mit lauwarmem Wasser abnehmen und abschließend das Gesicht mit einem weichen Handtuch trocken tupfen.

☺ Diese Schönheitskur spendet der Haut Feuchtigkeit, hält sie gesund und nimmt ihr das unangenehme Spannungsgefühl trockener Haut.

! Die Anwendung dieser Maske kann zu einer leichten Aufhellung der Haut führen.

SAURE-SAHNE-EIGELB-GESICHTSMASKE

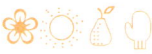

Zutaten: 1 EL saure Sahne, 1 Eigelb, 1 TL Olivenöl, ca. 1 EL Mehl

Zubereitung: Das Eigelb mit einem Schneebesen schaumig schlagen und mit dem Olivenöl und der sauren Sahne gut vermischen. Danach unter ständigem Rühren langsam so viel Mehl hinzufügen, dass eine cremige Konsistenz entsteht.

Anwendung: Die Maske gleichmäßig auf das Gesicht auftragen und ca. 15 Minuten wirken lassen, mit lauwarmem Wasser abnehmen und anschließend das Gesicht mit einem weichen Handtuch trocken tupfen.

☺ Diese Maske macht spröde Haut wieder glatt und geschmeidig.

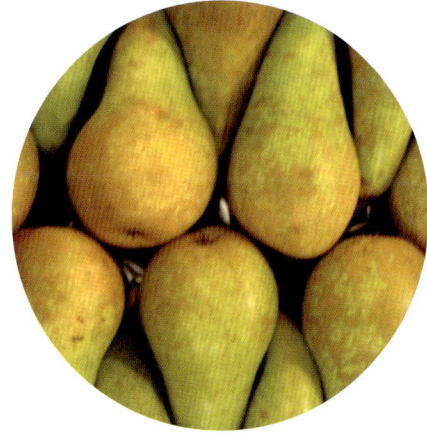

EIGELB-KARTOFFEL-GESICHTSMASKE

Zutaten: 1 Eigelb, 1 mittelgroße Kartoffel, 1 TL saure Sahne, 1 TL Olivenöl

Zubereitung: Die Kartoffel kochen, schälen und mit einer Gabel gründlich pürieren. Das noch warme Kartoffelpüree mit den anderen Zutaten gut vermischen, sodass sich eine feste, cremige Konsistenz ergibt.

Anwendung: Die Maske gleichmäßig auf das Gesicht auftragen (auf keinen Fall zu heiß) und ca. 20 Minuten wirken lassen. Danach die Maske mit lauwarmem Wasser abnehmen und abschließend das Gesicht mit einem weichen Handtuch trocken tupfen.

☺ Diese Maske wirkt nahrhaft, glättend und erfrischt müde und spröde Haut.

⚠ Kartoffeln speichern die beim Kochen entstandene Hitze sehr lange. Lassen Sie die Maske stets ausreichend abkühlen und tragen Sie sie, um Verbrennungen zu vermeiden, niemals zu heiß auf. Die Masse sollte für die Anwendung eine angenehme Temperatur aufweisen.

»TIPP Um eine bessere Haftung der Maske zu erzielen, empfiehlt es sich, das Gesicht vor der Anwendung leicht zu benässen.

JOGHURT-OLIVENÖL-MÖHRENSAFT-GESICHTSMASKE

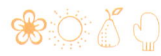

Zutaten: 1 EL Joghurt, 1 TL Olivenöl, 1 EL Möhrensaft

Zubereitung: Alle Zutaten gut miteinander verrühren und in einem Wasserbad etwas erwärmen.

Anwendung: Die Maske gleichmäßig auf das Gesicht auftragen und ca. 15 Minuten wirken lassen. Danach die Maske mit lauwarmem Wasser abnehmen und abschließend das Gesicht mit einem weichen Handtuch trocken tupfen.

☺ Diese Maske reinigt die Haut, versorgt sie mit Feuchtigkeit und schenkt ihr ein weiches, sanftes Hautbild.

⚠ Die Inhaltsstoffe einer Möhre können zu einer leichten Verfärbung der Haut führen.

BANANEN-HONIG-GESICHTSMASKE

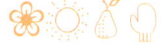

Zutaten: 1/2 Banane, 1 TL Honig

Zubereitung: Die Banane schälen und die angegebene Menge mit einer Gabel fein pürieren. Anschließend den Honig hinzugeben und beide Zutaten gründlich zu einer einheitlichen Masse verrühren.

Anwendung: Die Maske gleichmäßig auf das Gesicht auftragen und ca. 15 Minuten wirken lassen. Danach die Maske mit lauwarmem Wasser abnehmen und abschließend das Gesicht mit einem weichen Handtuch trocken tupfen.

☺ Diese Kur macht die Haut geschmeidig, sanft und schön.

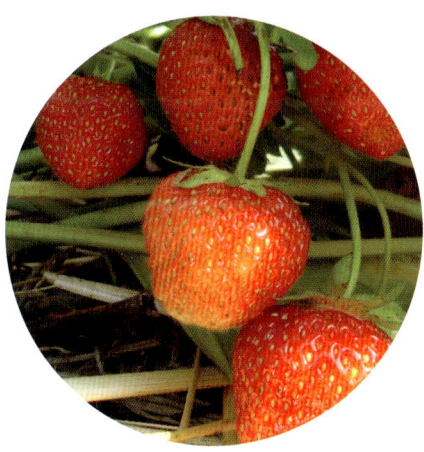

»TIPP Wenn der Honig zu hart sein sollte, kann ein vorsichtiges Erwärmen im Wasserbad schnell Abhilfe schaffen. Der Honig wird wieder flüssig und lässt sich mit den anderen Zutaten leicht vermischen.

SCHLAGSAHNE-ERDBEER-GESICHTSMASKE

Zutaten: 1 EL Schlagsahne, 2 reife Erdbeeren, 1/2 TL Mandelöl

Zubereitung: Die Erdbeeren waschen, trocknen, entstielen und mit einer Gabel gründlich pürieren. Das so entstandene Beerenpüree mit der Sahne und dem Mandelöl sorgfältig verrühren, sodass eine breiige Konsistenz entsteht.

Anwendung: Die Maske gleichmäßig auf das Gesicht auftragen und ca. 15 Minuten wirken lassen. Danach die Maske mit lauwarmem Wasser abnehmen und abschließend das Gesicht mit einem weichen Handtuch trocken tupfen.

☺ Diese Maske hat eine erfrischende Wirkung und macht die Haut glatt und geschmeidig.

»TIPP Statt Mandelöl kann auch Olivenöl verwendet werden.

PFLAUMEN-EIGELB-GESICHTSMASKE

Zutaten: 1/2 reife Pflaume, 1 Eigelb, 1/2 TL Olivenöl

Zubereitung: Die Pflaume waschen, trocknen und von der Haut befreien. Mit einer Gabel oder in einem Mörser gründlich pürieren. Anschließend das Eigelb mit einem Schneebesen schaumig schlagen und alle Zutaten gut miteinander vermischen.

Anwendung: Die Maske gleichmäßig auf das Gesicht auftragen und ca. 15 Minuten wirken lassen. Danach die Maske mit lauwarmem Wasser abnehmen und abschließend das Gesicht mit einem weichen Handtuch trocken tupfen.

☺ Diese Maske schenkt der Haut mehr Frische und Elastizität, zudem hilft sie, kleine Fältchen zu vermeiden.

BITTERSCHOKOLADEN-GESICHTSMASKE

Zutaten: 25 g Bitterschokolade, 2 TL Olivenöl

Zubereitung: Die Schokolade in einen kleinen Topf geben und in einem Wasserbad unter gelegentlichem Rühren zum Schmelzen bringen. Abschließend die geschmolzene Schokolade in noch warmem Zustand mit dem Öl gründlich verrühren.

Anwendung: Die ausreichend abgekühlte Maske (niemals zu heiß) gleichmäßig auf das Gesicht auftragen und ca. 15 Minuten wirken lassen. Danach die Maske mit lauwarmem Wasser abnehmen und abschließend das Gesicht mit einem weichen Handtuch trocken tupfen.

☺ Diese Maske macht die Haut weich, glatt und verleiht ihr einen angenehmen Geruch nach Schokolade.

»TIPP Da bittere Schokolade einen höheren Kakaoanteil besitzt als helle Schokolade, und Kakao wiederum sehr reich an wertvollen Inhaltsstoffen ist, empfiehlt es sich, hier möglichst dunkle Schokolade zu verwenden.

HONIG-GESICHTSMASKE

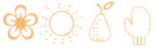

Zutaten: 1 EL Honig, 1 Eigelb, 1 TL Mandelöl

Zubereitung: Alle Zutaten sorgfältig miteinander vermischen und in einem Wasserbad etwas erwärmen.

Anwendung: Die Maske gleichmäßig auf das Gesicht auftragen und ca. 15 Minuten wirken lassen. Danach die Maske mit lauwarmem Wasser abnehmen und abschließend das Gesicht mit einem weichen Handtuch trocken tupfen.

☺ Diese Anwendung macht die Haut wieder weich und glatt.

»TIPP Wenn der Honig zu hart sein sollte, kann ein vorsichtiges Erwärmen im Wasserbad schnell Abhilfe schaffen. Der Honig wird wieder flüssig und lässt sich mit den anderen Zutaten leicht vermischen.

»TIPP Statt Mandelöl kann auch Olivenöl verwendet werden.

JOSTABEEREN-GESICHTSMASKE

Zutaten: 4 bis 5 reife Jostabeeren, 1 TL Crème fraîche, 1/2 TL Honig

Zubereitung: Die Beeren waschen, trocknen und in einem Mörser gründlich pürieren. Die Crème fraîche und den Honig hinzugeben und alles zu einer glatten Mischung verrühren.

Anwendung: Die Maske gleichmäßig auf das Gesicht auftragen und ca. 10 Minuten wirken lassen. Danach die Maske mit lauwarmem Wasser abnehmen und abschließend das Gesicht mit einem weichen Handtuch trocken tupfen.

☺ Diese Maske hilft der Haut, frisch und gesund zu bleiben, zudem macht sie sie zart und geschmeidig.

»TIPP Jostabeeren sind, wie schon ihr Name verrät, eine Kreuzung zwischen Johannisbeeren und Stachelbeeren. Sie eignen sich gut zum Einfrieren, sodass man auch im Winter in den Genuss dieser wunderbaren Maske kommen kann.

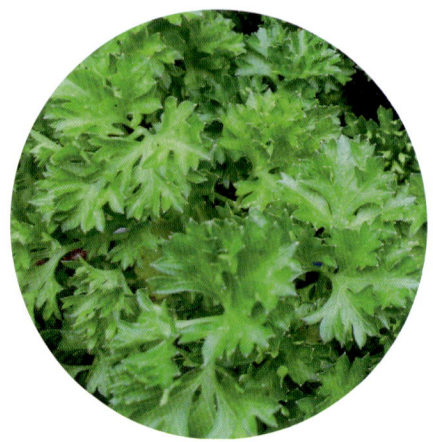

PETERSILIEN-GESICHTSMASKE

Zutaten: 1 EL frische Petersilie, 1 EL Speisequark

Zubereitung: Die Petersilie waschen, trocknen, fein hacken und in einem Mörser gründlich pürieren. Anschließend das Petersilienpüree mit dem Speisequark zu einer Paste verrühren.

Anwendung: Die Maske gleichmäßig auf das Gesicht auftragen und ca. 15 Minuten wirken lassen. Danach die Maske mit lauwarmem Wasser abnehmen und abschließend das Gesicht mit einem weichen Handtuch trocken tupfen.

🙂 Diese nahrhafte und erfrischende Maske hilft gegen Pickel und entzündliche oder gerötete Haut.

MILCH-HONIG-GESICHTSMASKE

Zutaten: 1 TL Milch, 1 EL Honig

Zubereitung: Die Milch mit dem Honig gut verrühren und in einem Wasserbad etwas erwärmen.

Anwendung: Die Maske mit einem Wattepad gleichmäßig auf das Gesicht auftragen und ca. 15 Minuten wirken lassen. Danach die Maske mit lauwarmem Wasser abnehmen und abschließend das Gesicht mit einem weichen Handtuch trocken tupfen.

🙂 Diese Maske reinigt die Haut, festigt sie und schenkt ihr Feuchtigkeit.

»TIPP Wenn der Honig zu hart sein sollte, kann ein vorsichtiges Erwärmen im Wasserbad schnell Abhilfe schaffen. Der Honig wird wieder flüssig und lässt sich mit den anderen Zutaten leicht vermischen.

EIGELB-HAFERFLOCKEN-GESICHTSMASKE

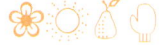

Zutaten: 1 Eigelb, 1 TL Haferflocken, 1 TL Honig

Zubereitung: Die Haferflocken in einem Mixer zu einem feinen Pulver zerkleinern. Das Eigelb schaumig schlagen und mit dem Honig vermischen. Anschließend alle Zutaten gut miteinander vermengen. Vor der Anwendung die Mischung 5 bis 10 Minuten zu einem Brei quellen lassen.

Anwendung: Die Maske gleichmäßig auf das Gesicht auftragen und ca. 15 Minuten wirken lassen. Danach die Maske mit lauwarmem Wasser abnehmen und abschließend das Gesicht mit einem weichen Handtuch trocken tupfen.

☺ Diese Anwendung schenkt der Haut Glätte und Weichheit.

»TIPP Wenn der Honig zu hart sein sollte, kann ein vorsichtiges Erwärmen im Wasserbad schnell Abhilfe schaffen. Der Honig wird wieder flüssig und lässt sich mit den anderen Zutaten leicht vermischen.

SELLERIE-GESICHTSMASKE

Zutaten: 1/3 frische Selleriestange, 1 TL Crème fraîche, 1/2 TL Olivenöl

Zubereitung: Die Selleriestange waschen, abtrocknen, fein hacken und in einem Mörser gründlich pürieren. Anschließend alle Zutaten gründlich miteinander verrühren.

Anwendung: Die Maske gleichmäßig auf das Gesicht auftragen und ca. 15 Minuten wirken lassen. Danach die Maske mit lauwarmem Wasser abnehmen und abschließend das Gesicht mit einem weichen Handtuch trocken tupfen.

☺ Diese Maske liefert viele wichtige Nährstoffe für eine schöne und gesunde Haut. Des Weiteren verbessert sie die Durchblutung, macht die Haut zart und elastisch.

»TIPP Wenn der Sellerie schon etwas an Frische verloren hat, lassen Sie ihn einfach ein bis zwei Stunden in frischem, kaltem Wasser liegen, dadurch gewinnt er deutlich an Frische zurück.

MANGO-JOGHURT-GESICHTSMASKE

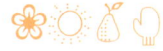

Zutaten: 2 EL reife Mango, 1 TL Joghurt, 1/2 TL Olivenöl

Zubereitung: Die Mango waschen, trocknen, schälen und das Fruchtfleisch mit einer Gabel gründlich pürieren. Anschließend alle Zutaten gründlich zu einer einheitlichen Creme verrühren.

Anwendung: Die Maske gleichmäßig auf das Gesicht auftragen und ca. 15 Minuten wirken lassen. Danach die Maske mit lauwarmem Wasser abnehmen und abschließend das Gesicht mit einem weichen Handtuch trocken tupfen.

☺ Diese Maske gibt trockener Haut eine faszinierende Geschmeidigkeit und Elastizität.

»TIPP Eine reife Mango kann man daran erkennen, dass sie duftet und auf Fingerdruck leicht nachgibt.

AVOCADO-GESICHTSMASKE

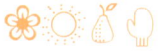

Zutaten: 1/4 reife Avocado, 1 TL Speisequark, 2 bis 3 Tropfen frisch gepresster Zitronensaft

Zubereitung: Die Avocado schälen und die Fruchtmasse mit einer Gabel gründlich pürieren. Abschließend die restlichen Zutaten hinzugeben und alles gut miteinander verrühren.

Anwendung: Die Maske gleichmäßig auf das Gesicht auftragen und ca. 20 Minuten wirken lassen. Danach die Maske mit lauwarmem Wasser abnehmen und abschließend das Gesicht mit einem weichen Handtuch trocken tupfen.

☺ Hierbei handelt es sich um eine feuchtigkeitsspendende Maske, die die Haut zart und weich macht.

»TIPP Eine reife Avocado kann man daran erkennen, dass sie auf Fingerdruck leicht nachgibt.

! Die Anwendung dieser Maske kann zu einer leichten Aufhellung der Haut führen.

Gesichtsmasken für die Mischhaut

Bei der Mischhaut treffen zwei unterschiedliche Hauttypen aufeinander. Wenn Sie eine Mischhaut haben, ist es egal, welche Kombination vorliegt, diese Masken helfen Ihnen in jedem Fall.

»TIPP Verwenden Sie statt Ihrer gewöhnlichen Gesichtscreme lieber ein Mandelöl oder Kokosbutter, da diese wertvollen, natürlichen Produkte sehr intensiv wirken, die Haut vor unerwünschter Austrocknung schützen und sie weich und geschmeidig halten. Ein leichtes, sanftes Einmassieren fördert sowohl die Aufnahme der Pflegestoffe als auch die Durchblutung und Elastizität der Haut.

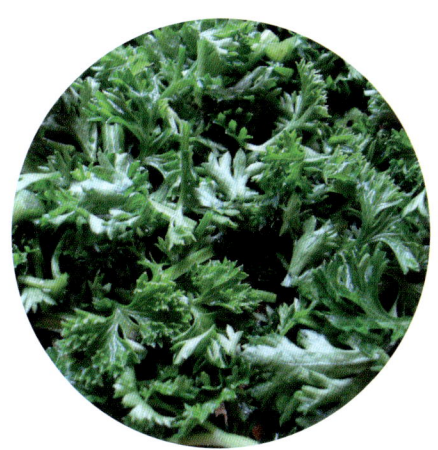

PETERSILIEN-HONIG-GESICHTSMASKE

Zutaten: 1 EL frische Petersilie, 2 TL Honig

Zubereitung: Die Petersilie waschen, trocknen, fein hacken und in einem Mörser gründlich pürieren. Anschließend das Petersilienpüree mit dem Honig zu einer Paste vermischen.

Anwendung: Die Maske gleichmäßig auf das Gesicht auftragen und ca. 15 Minuten wirken lassen. Danach die Maske mit lauwarmem Wasser abnehmen und abschließend das Gesicht mit einem weichen Handtuch trocken tupfen.

☺ Diese Maske macht die Haut frisch, zart und geschmeidig.

»TIPP Wenn der Honig zu hart sein sollte, kann ein vorsichtiges Erwärmen im Wasserbad schnell Abhilfe schaffen. Der Honig wird wieder flüssig und lässt sich mit den anderen Zutaten leicht vermischen.

PELLKARTOFFEL-GESICHTSMASKE

Zutaten: 1 kleine Kartoffel, 2 EL saure Sahne

Zubereitung: Die Kartoffel waschen, weich kochen und etwas abkühlen lassen. Danach die Kartoffel pellen, mit einer Gabel gründlich pürieren und mit der sauren Sahne zu einer glatten Creme vermischen.

Anwendung: Die Maske gleichmäßig auf das Gesicht auftragen und ca. 15 Minuten wirken lassen. Danach die Maske mit lauwarmem Wasser abnehmen und abschließend das Gesicht mit einem weichen Handtuch trocken tupfen.

☺ Diese Maske nährt die Haut und hält sie weich und geschmeidig.

! Kartoffeln speichern die beim Kochen entstandene Hitze sehr lange. Lassen Sie die Maske stets ausreichend lange abkühlen und tragen Sie sie, um Verbrennungen zu vermeiden, niemals zu heiß auf. Die Masse sollte für die Anwendung eine nur lauwarme, angenehme Temperatur aufweisen.

»TIPP Benutzen Sie für die Herstellung von Masken möglichst Pellkartoffeln.

Pellkartoffeln verlieren beim Kochen weniger Vitamine als zuvor bereits geschälte Kartoffeln.

WEINTRAUBEN-JOGHURT-GESICHTSMASKE

Zutaten: 2 bis 3 kernlose Weintrauben, 1 EL Joghurt

Zubereitung: Die Weintrauben waschen, abtrocknen, von der Haut befreien, pürieren und mit dem Joghurt gut vermischen.

Anwendung: Die Maske gleichmäßig auf das Gesicht auftragen und ca. 15 Minuten wirken lassen. Danach die Maske mit lauwarmem Wasser abnehmen und abschließend das Gesicht mit einem weichen Handtuch trocken tupfen.

☺ Diese Maske strafft die Gesichtshaut und schenkt ihr ein rosiges, frisches Aussehen.

»TIPP Ich empfehle die Verwendung von blauen Weintrauben, da diese reichere Inhaltsstoffe besitzen als die hellen Sorten.

STACHELBEER-JOGHURT-GESICHTSMASKE

Zutaten: 4 bis 5 reife Stachelbeeren, 1 TL Joghurt, 1 TL Honig

Zubereitung: Die Stachelbeeren waschen, abtrocknen, von der Haut befreien und in einem Mörser pürieren. Anschließend alle Zutaten sorgfältig miteinander verrühren.

Anwendung: Die Maske gleichmäßig auf das Gesicht auftragen und ca. 15 Minuten wirken lassen. Danach die Maske mit lauwarmem Wasser abnehmen und abschließend das Gesicht mit einem weichen Handtuch trocken tupfen.

☺ Diese wunderbare Sommermaske macht die Haut frisch, straff und elastisch.

»TIPP Statt Stachelbeeren kann man auch Jostabeeren verwenden.

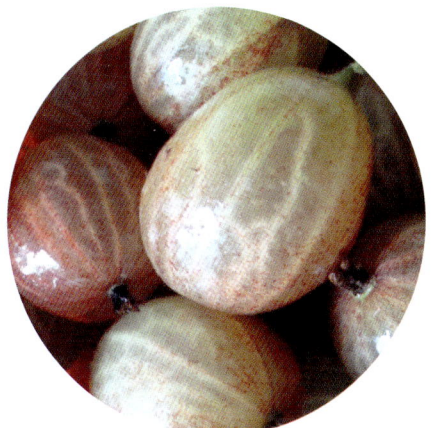

QUARK-HONIG-GESICHTSMASKE

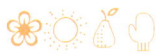

Zutaten: 3 TL Quark (bei eher trockener Haut vorzugsweise Quark mit höherem Fettgehalt, bei eher fettiger Haut vorzugsweise Magerquark), 1 TL Honig, 3 bis 4 Tropfen frisch gepresster Zitronensaft

Zubereitung: Alle Zutaten sorgfältig zu einer glatten Creme verrühren.

Anwendung: Die Maske gleichmäßig auf das Gesicht auftragen und ca. 15 Minuten wirken lassen. Danach die Maske mit lauwarmem Wasser abnehmen und anschließend das Gesicht mit einem weichen Handtuch trocken tupfen.

☺ Diese Maske schenkt der Haut Nährstoffe und macht sie weich und sanft.

»TIPP Wenn der Honig zu hart sein sollte, kann ein vorsichtiges Erwärmen im Wasserbad schnell Abhilfe schaffen. Der Honig wird wieder flüssig und lässt sich mit den anderen Zutaten leicht vermischen.

DILL-PETERSILIEN-GESICHTSMASKE

Zutaten: 1 EL frischer Dill, 1 EL frische Petersilie, 1 TL saure Sahne

Zubereitung: Die Petersilie und den Dill waschen, trocknen, fein hacken und in einem Mörser gründlich pürieren. Das so entstandene Kräuterpüree mit der sauren Sahne zu einer Paste verrühren.

Anwendung: Die Maske gleichmäßig auf das Gesicht auftragen und ca. 15 Minuten wirken lassen. Danach die Maske mit lauwarmem Wasser abnehmen und abschließend das Gesicht mit einem weichen Handtuch trocken tupfen.

☺ Diese gesundheitsfördernde Kräutermaske schenkt dem Gesicht einen strahlenden Teint.

VOLLKORNBROT-GESICHTSMASKE

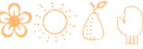

Zutaten: 1/2 Scheibe Vollkornbrot, ca. 5 EL Milch, 1 EL Honig

Zubereitung: Das Brot mit den Händen in möglichst kleine Stücke zerbröseln und in die zuvor etwas erwärmte Milch geben. Die Mischung ca. 5 Minuten stehen lassen (bis das Brot aufgeweicht ist). Anschließend den Honig hinzugeben und alle Zutaten sorgfältig zu einem glatten Brei vermischen.

Anwendung: Die Maske gleichmäßig auf das Gesicht auftragen und ca. 15 Minuten wirken lassen. Danach die Maske mit lauwarmem Wasser abnehmen und anschließend das Gesicht mit einem weichen Handtuch trocken tupfen.

☺ Diese Maske reinigt und glättet. Sie macht die Haut wieder sanft und weich.

»TIPP Bei der Anwendung dieser Maske sollten Sie sich hinlegen, weil die Maske sonst nicht auf dem Gesicht haften bleibt.

BIRNEN-HONIG-GESICHTSMASKE

Zutaten: 1/2 reife Birne, 3 Tropfen frisch gepresster Zitronensaft, 1/2 TL Honig, 2 TL Haferflocken

Zubereitung: Zuerst die Haferflocken in einem Mixer fein zerkleinern. Nun die Birne waschen, trocknen, schälen und fein hacken (nur bei harten Sorten). Dann in einem Mörser zu Brei zerstampfen. Den

Zitronensaft hinzugeben und beides gut miteinander vermischen. Abschließend alle Zutaten vereinen und gründlich miteinander verrühren. Vor der Anwendung 5 bis 10 Minuten quellen lassen.

Anwendung: Die Maske gleichmäßig auf das Gesicht auftragen und ca. 15 Minuten wirken lassen. Danach die Maske mit lauwarmem Wasser abnehmen und abschließend das Gesicht mit einem weichen Handtuch trocken tupfen.

😊 Diese Maske schenkt der Haut Geschmeidigkeit und Elastizität.

»TIPP Wenn der Honig zu hart sein sollte, kann ein vorsichtiges Erwärmen im Wasserbad schnell Abhilfe schaffen. Der Honig wird wieder flüssig und lässt sich mit den anderen Zutaten leicht vermischen.

CRÈME-FRAÎCHE-GESICHTSMASKE

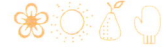

Zutaten: 2 EL Crème fraîche, 1 Eigelb, 1 TL Möhrensaft

Zubereitung: Alle Zutaten zu einer glatten Creme vermischen.

Anwendung: Die Maske gleichmäßig auf das Gesicht auftragen und ca. 15 Minuten

wirken lassen. Danach die Maske mit lauwarmem Wasser abnehmen und abschließend das Gesicht mit einem weichen Handtuch trocken tupfen.

😊 Diese Maske macht die Haut angenehm zart und frisch.

❗ Die Inhaltsstoffe einer Möhre können zu einer leichten Verfärbung der Haut führen.

APFEL-JOGHURT-GESICHTSMASKE

Zutaten: 1/2 Apfel, 1 EL Joghurt

Zubereitung: Den Apfel waschen, abtrocknen, halbieren, schälen und auf einer Reibe (feinste Stufe) zerkleinern. Anschließend den zerkleinerten Apfel mit dem Joghurt zu einer einheitlichen Masse vermischen.

Anwendung: Die Maske gleichmäßig auf das Gesicht auftragen und ca. 15 Minuten wirken lassen. Danach die Maske mit lauwarmem Wasser abnehmen und abschließend das Gesicht mit einem weichen Handtuch trocken tupfen.

😊 Diese sehr effektive und gesunde Maske erfrischt die Haut und gibt ihr einen strahlenden Teint.

HONIG-MILCH-GESICHTSMASKE

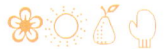

Zutaten: 1 TL Honig, 1 EL Milch (bei eher trockener Haut vorzugsweise Milch mit höherem Fettgehalt, bei eher fettiger Haut vorzugsweise fettarme Milch), 1 EL Quark (bei eher trockener Haut vorzugsweise Quark mit höherem Fettgehalt, bei eher fettiger Haut vorzugsweise Magerquark)

Zubereitung: Alle Zutaten sorgfältig zu einer glatten Creme vermischen.

Anwendung: Die Maske gleichmäßig auf das Gesicht auftragen und ca. 15 Minuten wirken lassen. Danach die Maske mit lauwarmem Wasser abnehmen und abschließend das Gesicht mit einem weichen Handtuch trocken tupfen.

😊 Diese Maske macht die Haut samtig und weich.

»TIPP Wenn der Honig zu hart sein sollte, kann ein vorsichtiges Erwärmen im Wasserbad schnell Abhilfe schaffen. Der Honig wird wieder flüssig und lässt sich mit den anderen Zutaten leicht vermischen.

MILCH-KARTOFFEL-GESICHTSMASKE

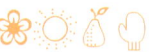

Zutaten: 2 EL Milch (bei eher trockener Haut vorzugsweise Milch mit höherem Fettgehalt, bei eher fettiger Haut vorzugsweise fettarme Milch), 1 kleine Kartoffel

Zubereitung: Die Kartoffel kochen, etwas abkühlen lassen, pellen und mit einer Gabel gründlich pürieren. Das so entstandene Kartoffelpüree mit der zuvor leicht erwärmten Milch zu einem cremigen Brei vermischen.

Anwendung: Die Maske gleichmäßig auf das Gesicht auftragen und ca. 15 Minuten wirken lassen. Danach die Maske mit lauwarmem Wasser abnehmen und anschließend das Gesicht mit einem weichen Handtuch trocken tupfen.

😊 Diese Maske nährt die Haut und macht sie geschmeidig.

❗ Kartoffeln speichern die beim Kochen entstandene Hitze sehr lange. Lassen Sie die Maske stets ausreichend lange abkühlen und tragen Sie sie, um Verbrennungen zu vermeiden, niemals zu heiß auf. Die Masse sollte für die Anwendung eine nur lauwarme, angenehme Temperatur aufweisen.

»TIPP Benutzen Sie für die Herstellung von Masken möglichst Pellkartoffeln. Pellkartoffeln verlieren beim Kochen weniger Vitamine als zuvor bereits geschälte.

BUTTERMILCH-GESICHTSMASKE

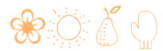

Zutaten: 2 EL Buttermilch, 2 EL Haferflocken

Zubereitung: Die Haferflocken in einem Mixer gründlich zerkleinern und mit der zuvor etwas erwärmten Buttermilch sorgfältig verrühren. Vor der Anwendung die schon etwas breiige Mischung 5 bis 10 Minuten quellen lassen.

Anwendung: Die Maske gleichmäßig auf das Gesicht auftragen und ca. 15 Minuten wirken lassen. Danach die Maske mit lauwarmem Wasser abnehmen und abschließend das Gesicht mit einem weichen Handtuch trocken tupfen.

☺ Nach der Anwendung dieser Maske fühlt sich die Haut wieder zart und geschmeidig an.

FELDSALAT-GESICHTSMASKE

Zutaten: 10 g Feldsalat, 1 TL Honig

Zubereitung: Den Feldsalat waschen, trocknen, in feine Stücke hacken und in einem Mörser sorgfältig pürieren. Anschließend den Honig hinzugeben und alles gründlich zu einer Paste verrühren.

Anwendung: Die Maske gleichmäßig auf das Gesicht auftragen und ca. 15 Minuten wirken lassen. Danach die Maske mit lauwarmem Wasser abnehmen und abschließend das Gesicht mit einem weichen Handtuch trocken tupfen.

☺ Feldsalat und Honig enthalten wertvolle Vitamine, die die Haut weich und elastisch machen.

»TIPP Wenn der Honig zu hart sein sollte, kann ein vorsichtiges Erwärmen im Wasserbad schnell Abhilfe schaffen. Der Honig wird wieder flüssig und lässt sich mit den anderen Zutaten leicht vermischen.

GRÜNER-APFEL-GESICHTSMASKE

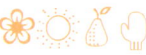

Zutaten: 1/4 grüner Apfel, 1 EL Olivenöl, 1 EL Haferflocken

Zubereitung: Den Apfel waschen, trocknen, schälen und auf einer Reibe (feinste Stufe) zerreiben. Die zuvor in einem Mixer gründlich zerkleinerten Haferflocken und das Olivenöl hinzufügen und alles gut miteinander vermischen. Die so entstandene breiige Mischung 5 bis 10 Minuten quellen lassen.

Anwendung: Die Maske gleichmäßig auf das Gesicht auftragen und ca. 15 Minuten wirken lassen. Danach die Maske mit lauwarmem Wasser abnehmen und anschließend das Gesicht mit einem weichen Handtuch trocken tupfen.

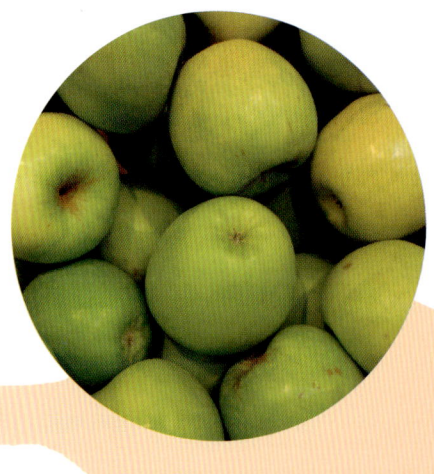

☺ Diese Apfelmaske reinigt das Gesicht und lässt es erstrahlen.

HEFE-HONIG-GESICHTSMASKE

Zutaten: 10 g frische Hefe, 1/2 TL Honig, 1 EL Milch (bei eher trockener Haut vorzugsweise Milch mit höherem Fettgehalt, bei eher fettiger Haut vorzugsweise fettarme Milch), 2 bis 3 Tropfen Zitronensaft

Zubereitung: Die Hefe mit einer Gabel zerdrücken und in der zuvor erwärmten Milch zu einem Brei vermischen. Das Ganze ca. 15 Minuten warm halten (z.B. in ein Handtuch wickeln oder in Heizungsnähe aufbewahren bzw. in ein warmes Wasserbad stellen). Anschließend die restlichen Zutaten hinzugeben und nochmals alles gründlich miteinander verrühren.

Anwendung: Die Maske gleichmäßig auf das Gesicht auftragen und ca. 15 Minuten wirken lassen. Danach die Maske mit lauwarmem Wasser abnehmen und abschließend das Gesicht mit einem weichen Handtuch trocken tupfen.

☺ Diese Maske hilft gegen unreine Haut, sie schenkt ihr Frische und Elastizität.

»TIPP Wenn der Honig zu hart sein sollte, kann ein vorsichtiges Erwärmen im
Wasserbad schnell Abhilfe schaffen. Der
Honig wird wieder flüssig und lässt sich
mit den anderen Zutaten leicht vermischen.

KIWI-GESICHTSMASKE

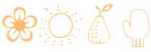

Zutaten: 1/4 Kiwi, 1/4 Banane, 2 TL Honig

Zubereitung: Die Kiwi und die Banane
schälen und mit einer Gabel gründlich
pürieren. Anschließend den Honig hinzufügen und alles zu einer einheitlichen
Masse verrühren.

Anwendung: Die Maske gleichmäßig auf
das Gesicht auftragen und ca. 15 Minuten
wirken lassen. Danach die Maske mit lauwarmem Wasser abnehmen und anschließend das Gesicht mit einem weichen
Handtuch trocken tupfen.

☺ Diese Maske glättet die Haut und
schenkt ihr ein strahlendes Äußeres.

»TIPP Wenn der Honig zu hart sein sollte, kann ein vorsichtiges Erwärmen im
Wasserbad schnell Abhilfe schaffen. Der
Honig wird wieder flüssig und lässt sich
mit den anderen Zutaten leicht vermischen.

Gesichtswässer für jeden Hauttyp

Gesichtswässer dienen zum einen der
Reinigung, da sie unsere Haut von
Schmutz, Schweiß und Make-up-Resten
befreien, zum anderen haben sie eine erfrischende und tonisierende Wirkung.
Frühmorgens kann die Anwendung eines
kühlen Gesichtswassers helfen, um richtig
wach zu werden und sich gleichzeitig mit
Energie für den ganzen Tag zu versorgen.
Abends, vor dem Schlafengehen, kann es
das Gefühl geben, sich von den Sorgen
und Problemen des Tages zu befreien.
Gesichtswässer lassen sich sehr leicht
selber herstellen.
Für die Anwendung empfiehlt sich die Verwendung eines Wattepads oder eines
sauberen, dünnen und weichen Tuches.
Wenn Sie ein Tuch benutzen, hat das den
Vorteil, dass man gleichzeitig der Haut eine kleine Massage schenken kann. Dafür
benässt man das Tuch mit dem Gesichtswasser und klopft damit leicht das Gesicht. Diese Art der Anwendung liefert der
Haut nicht nur wichtige Vitamine, sondern
sie verbessert zusätzlich noch deren
Durchblutung.
Gesichtswässer darf man durchaus zweimal am Tag anwenden. Morgens und
abends sind dafür die besten Zeiten.
Frisch gemachte Gesichtswässer sollten
maximal zwei Tage, und dann auch nur im
Kühlschrank, aufgehoben werden.

»TIPP Verwandeln Sie doch Ihr Gesichtswasser einmal zu Eis. Das lässt sich mit jedem der hier aufgeführten Gesichtswässer praktizieren. Einfach das zubereitete Gesichtswasser in eine Eisform geben und ausreichend lange in das Gefrierfach stellen. Massieren Sie damit morgens für kurze Zeit Ihr Gesicht. Das erfrischt und tonisiert die Haut. Um eine Schädigung der Haut zu vermeiden, darf diese Form der Anwendung nur kurz erfolgen. Bei trockener Haut ist diese Anwendungsform jedoch nicht zu empfehlen.

ZITRONEN-GESICHTSWASSER

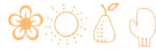

Zutaten: 1 TL frischer Zitronensaft, 250 ml Wasser (entspricht etwa 1 Tasse)

Zubereitung: Zuerst das Wasser zum Kochen bringen und wieder abkühlen lassen. Zitronensaft auspressen und mit dem abgekühlten Wasser verrühren.

Anwendung: Mit einem in dem Gesichtswasser getränkten Wattepad das Gesicht und den Halsbereich gründlich reinigen. Anschließend mit viel lauwarmem Wasser nachspülen und die Haut mit einem weichen Tuch trocken tupfen.

🙂 Dieses Gesichtswasser reinigt und erfrischt die Haut.

SELLERIE-GESICHTSWASSER

Zutaten: 1/2 frische Selleriestange, 250 ml Wasser (entspricht etwa 1 Tasse)

Zubereitung: Den Sellerie waschen, trocknen, in feine Stücke schneiden und in eine Schale geben. Das Wasser zum Kochen bringen und den Sellerie damit übergießen. Nun die Schale bedecken und den Aufguss so lange ziehen lassen, bis er sich gründlich abgekühlt hat. Anschließend den Aufguss durch ein feines Sieb filtern.

Anwendung: Mit einem in dem Gesichtswasser getränkten Wattepad das Gesicht und den Halsbereich gründlich reinigen. Abschließend mit viel lauwarmem Wasser nachspülen und die Haut mit einem weichen Tuch trocken tupfen.

🙂 Dieses Gesichtswasser reinigt die Haut und spendet ihr Vitamine.

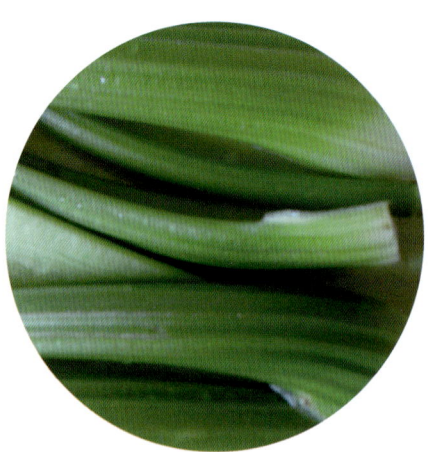

GURKEN-GESICHTSWASSER

Zutaten: 100 g frische Gurke, 100 ml Wasser

Zubereitung: Das Wasser zum Kochen bringen und auf eine für Sie angenehme Temperatur abkühlen lassen. Die Gurke waschen, trocknen und auf einer Reibe (feinste Stufe) zerkleinern. Die so gewonnene Gurkenmasse durch ein Sieb drücken und den reinen Saft auffangen. Anschließend den Gurkensaft mit dem abgekühlten Wasser verrühren.

Anwendung: Mit einem in dem Gesichtswasser getränkten Wattepad das Gesicht und den Halsbereich gründlich reinigen. Abschließend mit viel lauwarmem Wasser nachspülen und die Haut mit einem weichen Tuch trocken tupfen.

☺ Dieses Gesichtswasser reinigt, tonisiert und erfrischt die Haut.

»TIPP Die in dem Sieb übrig gebliebene Gurkenmasse kann hervorragend für die Zubereitung einer Gurkenmaske verwendet werden.

SCHWARZER-TEE-GESICHTSWASSER

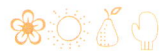

Zutaten: 1 EL oder 1 Teebeutel schwarzer Tee, 250 ml Wasser (entspricht etwa 1 Tasse)

Zubereitung: Den Tee in eine Schale geben und mit dem zuvor zum Kochen gebrachten Wasser übergießen. Etwa 10 Minuten bedeckt ziehen lassen, falls nötig filtern und so lange warten, bis das Gesichtswasser ausreichend abgekühlt ist.

Anwendung: Mit einem in dem Gesichtswasser getränkten Wattepad das Gesicht und den Halsbereich gründlich reinigen. Abschließend mit viel lauwarmem Wasser nachspülen und die Haut mit einem weichen Tuch trocken tupfen.

☺ Dieses Gesichtswasser reinigt und erfrischt.

EISBERGSALAT-
GESICHTSWASSER

Zutaten: 4 große, frische Blätter Eisbergsalat, 250 ml Wasser (entspricht etwa 1 Tasse)

Zubereitung: Das Wasser zum Kochen bringen und wieder abkühlen lassen. Die Salatblätter waschen, trocknen, mit den Händen zerkleinern und in einem Mörser gründlich pürieren. Die pürierte Masse durch ein Sieb drücken und den reinen Saft in einer Schale auffangen. Den Saft mit dem ausreichend abgekühlten Wasser gut verrühren.

Anwendung: Mit einem in dem Gesichtswasser getränkten Wattepad das Gesicht und den Halsbereich gründlich reinigen. Abschließend mit viel lauwarmem Wasser nachspülen und die Haut mit einem weichen Tuch trocken tupfen.

☺ Dieses Gesichtswasser hat einen erfrischenden und tonisierenden Effekt.

PETERSILIEN-
GESICHTSWASSER

Zutaten: 3 EL frische Petersilie, 250 ml Wasser (entspricht etwa 1 Tasse)

Zubereitung: Die Petersilie waschen, fein hacken, in eine Schale geben und mit dem bereits zum Kochen gebrachten Wasser übergießen. Etwa 30 Minuten abgedeckt ziehen lassen, durch ein Sieb filtern und ausreichend abkühlen lassen.

Anwendung: Mit einem in dem Gesichtswasser getränkten Wattepad das Gesicht und den Halsbereich gründlich reinigen. Abschließend mit viel lauwarmem Wasser nachspülen und die Haut mit einem weichen Tuch trocken tupfen.

☺ Dieses Gesichtswasser schenkt einen frischen und strahlenden Teint.

GRÜNER-TEE-GESICHTSWASSER

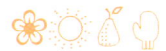

Zutaten: 1 TL oder 1 Teebeutel grüner Tee, 250 ml Wasser (entspricht etwa 1 Tasse)

Zubereitung: Das Wasser zum Kochen bringen und den vorher in eine Schale gegebenen Tee damit übergießen. Etwa 15 Minuten ziehen lassen und wenn nötig filtern.

Anwendung: Mit einem in dem Gesichtswasser getränkten Wattepad das Gesicht und den Halsbereich gründlich reinigen. Abschließend mit viel lauwarmem Wasser nachspülen und die Haut mit einem weichen Tuch trocken tupfen.

☺ Dieses Gesichtswasser gibt der Haut ein angenehmes Gefühl von Frische und Elastizität.

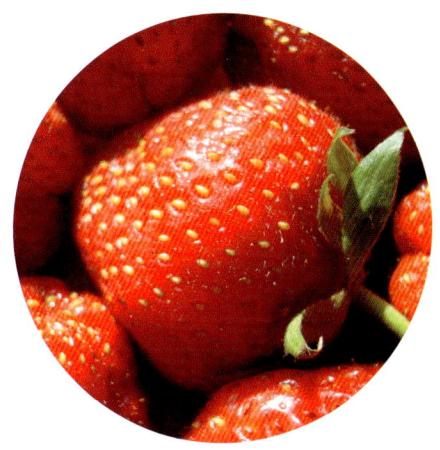

ERDBEER-GESICHTSWASSER

Zutaten: 3 große, frische Erdbeeren, 250 ml Wasser (entspricht etwa 1 Tasse)

Zubereitung: Zuerst das Wasser zum Kochen bringen und wieder abkühlen lassen. Die Erdbeeren waschen, trocknen und durch ein Sieb drücken. Den so erhaltenen Beerensaft gründlich mit dem Wasser verrühren.

Anwendung: Mit einem in dem Gesichtswasser getränkten Wattepad das Gesicht und den Halsbereich gründlich reinigen. Abschließend mit viel lauwarmem Wasser nachspülen und die Haut mit einem weichen Tuch trocken tupfen.

☺ Dieses Gesichtswasser beruhigt die Haut und spendet ihr einen angenehmen Geruch.

PFEFFERMINZ-GESICHTSWASSER

Zutaten: 1 EL Pfefferminze oder 1 Teebeutel Pfefferminztee, 250 ml Wasser (entspricht etwa 1 Tasse)

Zubereitung: Den Pfefferminztee in eine Schale geben und mit dem zuvor zum Kochen gebrachten Wasser übergießen. Etwa 10 Minuten bedeckt ziehen lassen, ggf. filtern und ausreichend abkühlen lassen.

Anwendung: Mit einem in dem Gesichtswasser getränkten Wattepad das Gesicht und den Halsbereich gründlich reinigen. Abschließend mit viel lauwarmem Wasser nachspülen und die Haut mit einem weichen Tuch trocken tupfen.

☺ Dieses Gesichtswasser reinigt und erfrischt die Haut.

KAMILLEN-GESICHTSWASSER

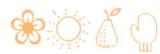

Zutaten: 1 EL getrocknete Kamille oder 1 Teebeutel Kamillentee, 250 ml Wasser (entspricht etwa 1 Tasse)

Zubereitung: Das Wasser zum Kochen bringen. Den Tee in eine Schale geben und mit dem kochenden Wasser übergießen. In abgedecktem Zustand ca. 10 Minuten ziehen lassen, wenn nötig filtern und ausreichend abkühlen lassen.

Anwendung: Mit einem in dem Gesichtswasser getränkten Wattepad das Gesicht und den Halsbereich gründlich reinigen. Anschließend mit viel lauwarmem Wasser nachspülen und die Haut mit einem weichen Tuch trocken tupfen.

☺ Dieses angenehme Gesichtswasser sorgt für ein schönes und strahlendes Aussehen.

Gesichtspeelings

Für eine frische und glatte Gesichtshaut ist es unerlässlich, das Gesicht regelmäßig und gründlich zu reinigen. Pflegemittel können sonst der Haut ihre wohltuenden Kräfte nicht in ihrem vollen Maß zur Verfügung stellen. Sich nur mit Wasser zu waschen reicht auf die Dauer leider nicht aus. Mit einem Gesichtspeeling erreicht man hingegen hervorragende Ergebnisse. Es befreit die Haut von Schuppen und Unreinheiten, erfrischt die Haut und schenkt ihr ganz nebenbei einen gesunden Teint. Bei der Anwendung eines Gesichtspeelings ist jedoch ein wenig Vorsicht geboten. Einige Experten raten dazu, bei trockener Haut ein Peeling nicht öfter als alle zwei bis drei Wochen durchzuführen. Helle Hauttypen sollten sich auf einmal in der Woche beschränken. Der fettige Hauttyp darf hingegen bis zu zweimal in der Woche auf diese Art sein Gesicht reinigen.

Auch hier ist ein gesundes Selbstgefühl für die eigene Empfindsamkeit sehr wichtig. Ich persönlich beobachte meine Haut und entscheide mehr aus dem Gefühl heraus, wie häufig ich diese Form der Gesichtsreinigung anwende. Der momentane Zustand der Haut, das gesundheitliche Allgemeinempfinden, die unterschiedlichen Jahreszeiten mit ihren spezifischen Eigenarten und viele weitere Faktoren fließen in solche Entscheidungen mit ein.

Für ein Gesichtspeeling können Sie in folgender Weise vorgehen: Reinigen Sie Ihre Haut zunächst wie gewohnt. Tragen Sie dann das von Ihnen gewünschte Peeling auf das zuvor angefeuchtete Gesicht auf und massieren Sie es mit Ihren Fingerspitzen unter sanftem, für Sie angenehmem Druck in kreisenden Bewegungen ein. Beim Auftragen sollte der Bereich rund um die Augen ausgespart werden. Achten Sie auch darauf, dass Ihnen dabei möglichst keine Zusätze in die Augen geraten. Bei trockener Haut empfiehlt sich eine Massagezeit von ca. einer Minute, bei fettiger Haut von zwei bis drei Minuten. Anschließend waschen Sie Ihr Gesicht gründlich mit lauwarmem Wasser und nehmen das Peeling vollständig ab.

Hier noch einige wichtige allgemeine Grundregeln, die Sie unbedingt beachten und befolgen sollten:

- Wenden Sie Peelings nur an, wenn Ihre Haut gesund ist. Bei krankhaften Hautproblemen sollten Sie unbedingt vorher einen Arzt über die Zweckmäßigkeit und Verträglichkeit befragen.
- Verwenden Sie keine Zutaten, die allergische Reaktionen bei Ihnen hervorrufen können.
- Je empfindlicher Ihre Haut ist, desto feiner sollten die Zutaten zerkleinert werden. Hautverletzungen zu vermeiden ist sehr wichtig.
- Nach dem Peeling sollte sich Ihre Haut in einem relativ frischen und glatten Zustand befinden. Sollte sie jedoch rot sein und/oder jucken, scheint diese Reinigungsart für Sie nicht die geeignete zu sein. Ein Verzicht auf Gesichtspeelings ist dann zu empfehlen.
- Ein Peeling sollte in der Regel (selbst unter günstigen Bedingungen) nicht öfter als ein- bis maximal zweimal in der Woche angewandt werden. Bei zu häufiger Anwendung besteht die Gefahr, dass der natürliche Schutz der Haut verloren geht. Gerade Menschen mit trockener oder sehr empfindlicher

Haut sollten auf eine zu häufige Anwendung verzichten. Beobachten Sie sich stets gut und übertreiben Sie nicht. Vergessen Sie nicht, die nötigen Pausen zwischen den Reinigungsanwendungen einzuhalten.

KAFFEESATZ-GESICHTSPEELING

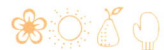

Zutaten: 1 TL Kaffeesatz, 3 TL Joghurt

Zubereitung: Den Kaffeesatz (einfach nach dem Kaffeekochen aus dem Filter entnehmen) gut mit dem Joghurt verrühren.

Anwendung: Das Peeling mit kreisenden Bewegungen auf das schon angefeuchtete Gesicht auftragen und leicht einmassieren. Anschließend das Gesicht mit klarem, lauwarmem Wasser gründlich waschen und mit einem weichen Tuch abtrocknen.

☺ Dieses Gesichtspeeling macht die Haut geschmeidig und schenkt ihr zudem einen angenehmen Duft nach Kaffee.

MÖHRENSAFT-HAFER-FLOCKEN-GESICHTSPEELING

Zutaten: 2 EL Möhrensaft, 2 EL Haferflocken

Zubereitung: Die Haferflocken in einem Mixer gründlich zerkleinern und mit dem Möhrensaft gut verrühren.

Anwendung: Das Peeling mit kreisenden Bewegungen auf das schon angefeuchtete Gesicht auftragen und leicht einmassieren. Anschließend das Gesicht mit klarem, lauwarmem Wasser gründlich waschen und mit einem weichen Tuch abtrocknen.

☺ Dieses Peeling ist sehr weich und daher für die empfindliche Haut besonders zu empfehlen.

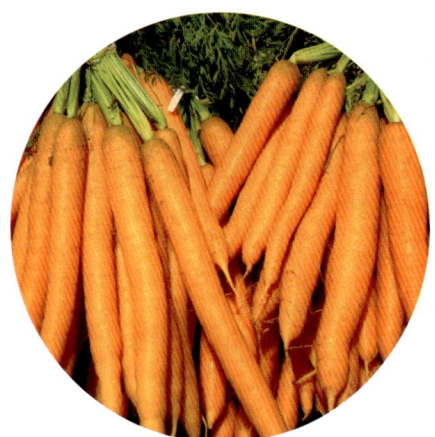

HIMBEER-GESICHTSPEELING

Zutaten: 10 große, frische Himbeeren, 1 TL gemahlener Leinsamen

Zubereitung: Die Beeren waschen, trocknen und mit einer Gabel gründlich pürieren. Anschließend das Beerenpüree mit dem gemahlenen Leinsamen gut verrühren.

Anwendung: Das Peeling mit kreisenden Bewegungen auf das schon angefeuchtete Gesicht auftragen und leicht einmassieren. Abschließend das Gesicht mit klarem, lauwarmem Wasser gründlich waschen und mit einem weichen Tuch abtrocknen.

☺ Das Himbeerpeeling ist ein angenehmes, weiches Peeling mit einem herrlichen Duft. Es reinigt nicht nur die Haut, sondern liefert ihr auch wertvolle Vitamine.

! Achten Sie darauf, keine Beerensaftflecken zu hinterlassen, denn sie lassen sich nur schlecht aus der Kleidung entfernen.

ZUCKER-OLIVENÖL-GESICHTSPEELING

Zutaten: 1 TL feiner Zucker, 1 TL Olivenöl, 1 Eigelb

Zubereitung: Zunächst das Eigelb mit dem Olivenöl gut verrühren und erst zum Schluss den Zucker hinzugeben und nochmals alles miteinander vermischen.

Anwendung: Das Peeling mit kreisenden Bewegungen auf das schon angefeuchtete Gesicht auftragen und leicht einmassieren. Anschließend das Gesicht mit klarem, lauwarmem Wasser gründlich waschen und mit einem weichen Tuch abtrocknen.

☺ Dieses Peeling reinigt und nährt die Haut.

! Da brauner Zucker relativ grobkörnig ist, ist er nicht geeignet zur Anwendung bei dünner, empfindlicher Haut. Dieser Hauttyp sollte auf feinen, weißen Zucker zurückgreifen.

»TIPP Da sich der Zucker sehr schnell auflöst, sollte dieses Peeling sofort nach der Herstellung verwendet werden.

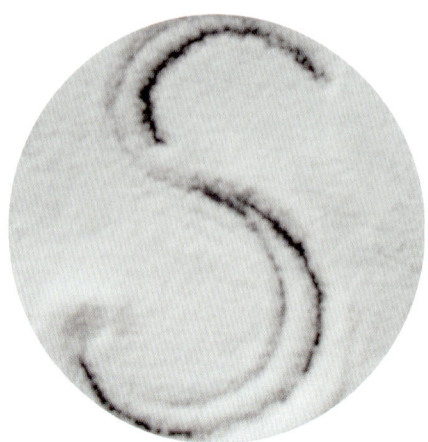

SALZ-GESICHTSPEELING

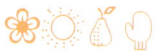

Zutaten: 1 TL feines Salz, 2 TL saure Sahne

Zubereitung: Beide Zutaten zu einer streichfähigen Masse verrühren.

Anwendung: Das Peeling mit kreisenden Bewegungen auf das schon angefeuchtete Gesicht auftragen und leicht einmassieren. Anschließend das Gesicht mit klarem, lauwarmem Wasser gründlich waschen und mit einem weichen Tuch abtrocknen.

☺ Dieses Peeling ist aufgrund seiner Zutaten auch gut für empfindliche Haut geeignet. Es reinigt nicht nur das Gesicht, sondern macht es auch wunderbar weich.

»TIPP Da sich das Salz sehr schnell auflöst, sollte dieses Peeling sofort nach der Herstellung verwendet werden.

HAFERFLOCKEN-GESICHTSPEELING

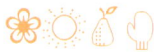

Zutaten: 2 EL Haferflocken, 3 EL Schlagsahne

Zubereitung: Die Haferflocken in einem Mixer zerkleinern und mit der Schlagsahne zu einer cremigen Mischung verrühren.

Anwendung: Das Peeling mit kreisenden Bewegungen auf das schon angefeuchtete Gesicht auftragen und leicht einmassieren. Abschließend das Gesicht mit klarem, lauwarmem Wasser gründlich waschen und mit einem weichen Tuch abtrocknen.

☺ Dieses Peeling empfiehlt sich besonders bei empfindlicher Haut. Neben seiner sanften, reinigenden Wirkung schenkt es der Haut einen frischen, gesunden Teint.

WEINTRAUBEN-GESICHTSPEELING

Zutaten: 4 bis 5 reife Weintrauben, 1 EL Haferflocken

Zubereitung: Die Haferflocken in einem Mixer gründlich zerkleinern. Anschließend die Weintrauben waschen, abtrocknen und von der Haut und den Kernen befreien. Das Weintraubenfleisch mit einer Gabel sorgfältig pürieren und mit den Haferflocken verrühren.

Anwendung: Das Peeling mit kreisenden Bewegungen auf das schon angefeuchtete Gesicht auftragen und leicht einmassieren. Abschließend das Gesicht mit klarem, lauwarmem Wasser gründlich waschen und mit einem weichen Tuch abtrocknen.

☺ Dieses Peeling hat eine erfrischende Wirkung und macht die Haut angenehm weich. Es eignet sich besonders bei empfindlicher Haut.

»TIPP Ich empfehle die Verwendung von blauen Weintrauben, da diese reichere Inhaltsstoffe besitzen als die hellen Sorten.

GRIEß-GESICHTSPEELING

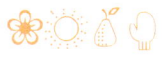

Zutaten: 2 TL Grieß, 1 EL Quark, 1 EL Milch

Zubereitung: Alle Zutaten gut miteinander zu einer Paste vermischen.

Anwendung: Das Peeling mit kreisenden Bewegungen auf das schon angefeuchtete Gesicht auftragen und leicht einmassieren. Abschließend das Gesicht mit klarem, lauwarmem Wasser gründlich waschen und mit einem weichen Tuch abtrocknen.

☺ Aufgrund des feinkörnigen Grießes ist dieses Peeling angenehm weich und empfiehlt sich besonders bei empfindlicher Haut.

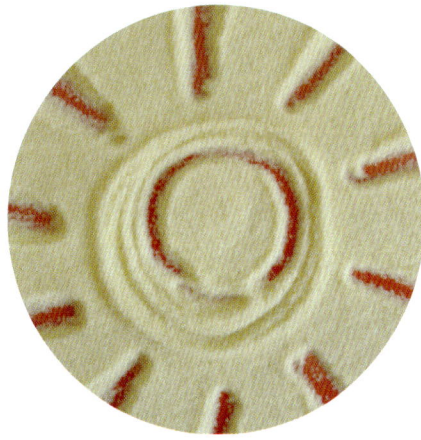

WALNUSS-GESICHTSPEELING

Zutaten: 1 Walnuss, 3 TL Joghurt

Zubereitung: Die Walnusskerne gründlich in einem Mörser zerkleinern und mit Joghurt gut verrühren.

Anwendung: Das Peeling mit kreisenden Bewegungen auf das schon angefeuchtete Gesicht auftragen und leicht einmassieren. Anschließend das Gesicht mit klarem, lauwarmem Wasser gründlich waschen und mit einem weichen Tuch abtrocknen.

😊 Dieses Gesichtspeeling ist ein wunderbar reinigendes und erfrischendes Mittel für die Haut.

»TIPP Je empfindlicher und dünner die Haut, desto feiner sollten die Walnusskerne zerkleinert werden.

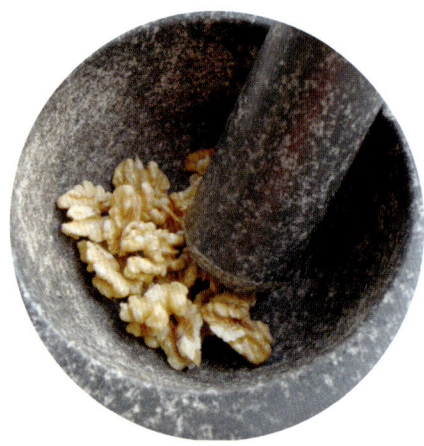

ZUCKER-SCHLAGSAHNE-GESICHTSPEELING

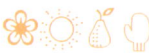

Zutaten: 1 EL feiner Zucker, 2 EL Schlagsahne

Zubereitung: Beide Zutaten gut miteinander vermischen.

Anwendung: Das Peeling mit kreisenden Bewegungen auf das schon angefeuchtete Gesicht auftragen und leicht einmassieren. Abschließend das Gesicht mit klarem, lauwarmem Wasser gründlich waschen und mit einem weichen Tuch abtrocknen.

😊 Diese Anwendung macht die Haut besonders weich und sanft.

❗ Da brauner Zucker relativ grobkörnig ist, ist er nicht geeignet zur Anwendung bei dünner, empfindlicher Haut. Dieser Hauttyp sollte auf feinen, weißen Zucker zurückgreifen.

»TIPP Da sich Zucker sehr schnell auflöst, sollte dieses Peeling sofort nach der Herstellung verwendet werden.

MANDEL-GESICHTSPEELING

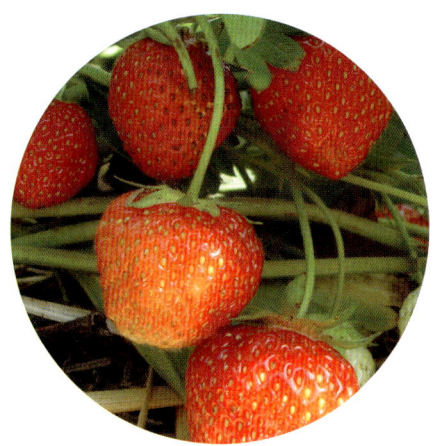

Zutaten: 2 TL Mandeln, 2 EL Schlagsahne

Zubereitung: Die Schlagsahne mit einem Schneebesen steif schlagen. Die Mandeln in einem Mörser zerkleinern und mit der geschlagenen Sahne gut vermischen.

Anwendung: Das Peeling mit kreisenden Bewegungen auf das schon angefeuchtete Gesicht auftragen und leicht einmassieren. Anschließend das Gesicht mit klarem, lauwarmem Wasser gründlich waschen und mit einem weichen Tuch abtrocknen.

☺ Dieses Peeling macht die Haut frisch und schenkt ihr einen strahlenden Teint.

ERDBEER-SAURE-SAHNE-GESICHTSPEELING

Zutaten: 2 bis 3 reife Erdbeeren, 2 TL saure Sahne

Zubereitung: Die Erdbeeren waschen, trocknen, mit einer Gabel gründlich pürie-

ren und mit der sauren Sahne gut vermischen.

Anwendung: Das Peeling mit kreisenden Bewegungen auf das schon angefeuchtete Gesicht auftragen und leicht einmassieren. Anschließend das Gesicht mit klarem, lauwarmem Wasser gründlich waschen und mit einem weichen Tuch abtrocknen.

☺ Dieses Peeling ist nicht nur lecker, sondern auch sehr gesund. Es verbessert den Teint, wirkt erfrischend und macht die Haut geschmeidig.

SCHWARZER-TEE-GESICHTSPEELING

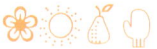

Zutaten: 1 EL oder 1 Teebeutel schwarzer Tee, 2 EL saure Sahne

Zubereitung: Den Tee mit der Sahne gut vermischen.

Anwendung: Das Peeling mit kreisenden Bewegungen auf das schon angefeuchtete Gesicht auftragen und leicht einmassieren. Abschließend das Gesicht mit klarem, lauwarmem Wasser gründlich waschen und mit einem weichen Tuch abtrocknen.

🙂 Dieses Peeling reinigt die Haut und verbessert ihre Durchblutung.

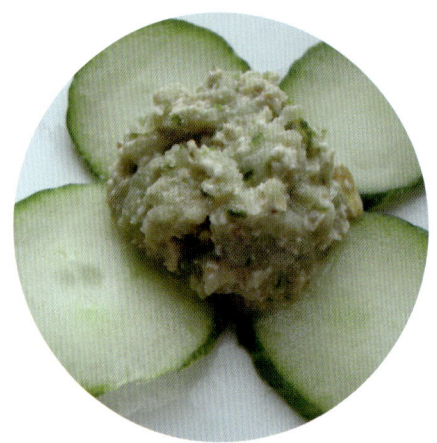

GURKEN-GESICHTSPEELING

Zutaten: 1 EL Gurke, 1 EL Haferflocken

Zubereitung: Die Gurke fein hacken oder auf einer Reibe (feinste Stufe) zerkleinern. Anschließend die so entstandene Gurkenmasse mit den zuvor in einem Mixer gründlich zerkleinerten Haferflocken gut verrühren.

Anwendung: Das Peeling mit kreisenden Bewegungen auf das schon angefeuchtete Gesicht auftragen und leicht einmassieren. Abschließend das Gesicht mit klarem, lauwarmem Wasser gründlich waschen und mit einem weichen Tuch abtrocknen.

🙂 Dieses Peeling ist sehr weich und erfrischend. Es kann ohne Probleme bei empfindlicher Haut angewandt werden.

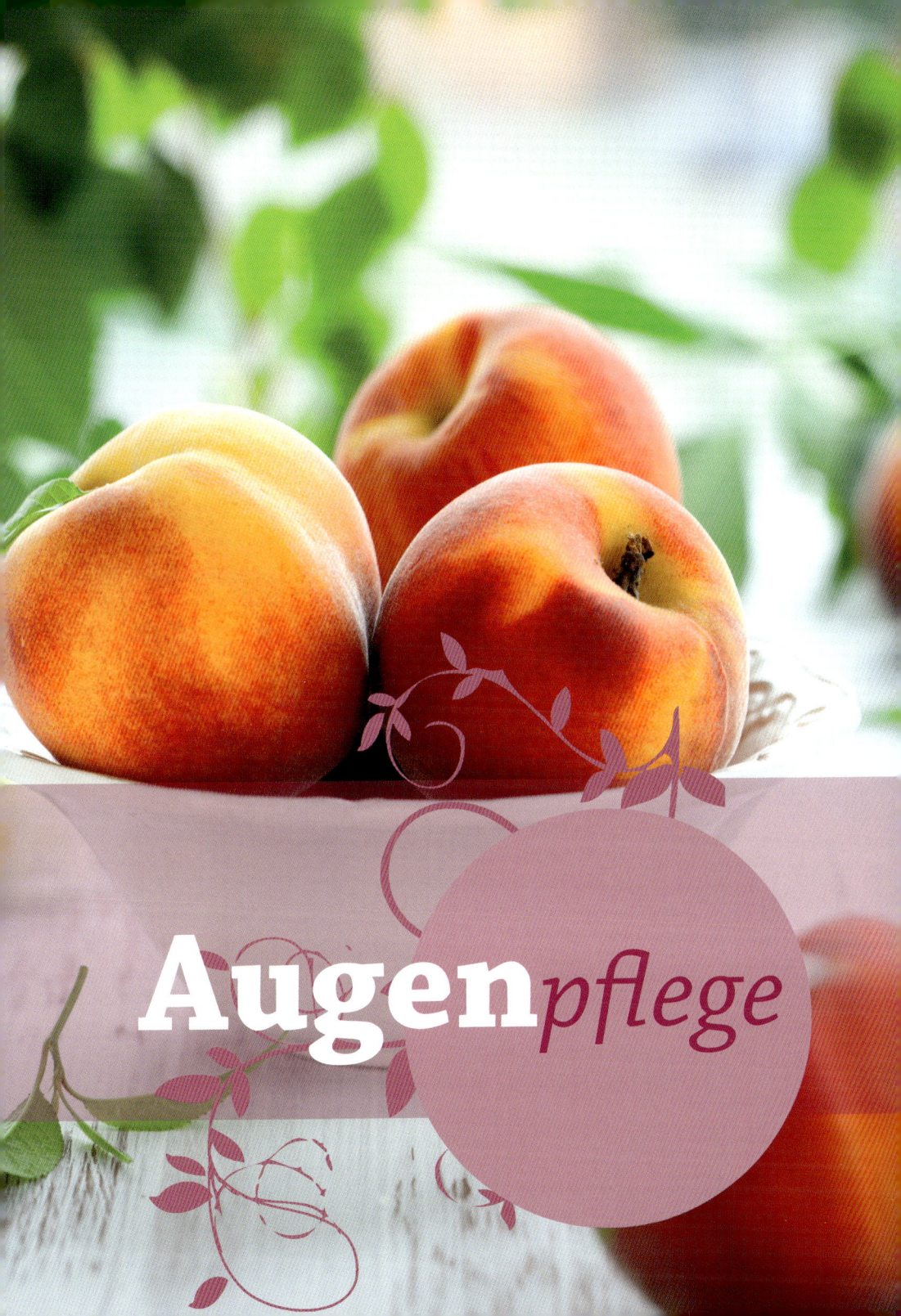

Augen_pflege_

Die Augen sind der Spiegel unserer Seele. Sie spiegeln unsere innere Welt, unseren Charakter, die momentane Stimmung und Gesundheit. Die sie umgebende Haut ist sehr empfindlich und benötigt eine besondere, schonende Pflege.

Sie ist ständig den äußeren Umweltreizen wie Wind, Sonne, Frost und Rauch ausgesetzt. Auch unsere Mimik hinterlässt ihre Spuren um die Augen herum.

Selbst unsere Lebensgewohnheiten, unser Lebensstil und -rhythmus bleiben nicht ohne Folgen für die Haut. Langes Arbeiten am Computer, schlaflose Nächte, Stress und vieles mehr kann man den Augen in vielen Fällen ansehen. Sie werden rötlich und die Haut schwillt an. Dazu gesellen sich dunkle Ringe unter den Augen und irgendwann auch die nicht gewollten Fältchen.

Ich möchte an dieser Stelle nicht allzu sehr auf den individuellen Lebenswandel eingehen. Nur zwei kleine Hinweise: Versuchen Sie, stets ausreichend zu schlafen. Vermeiden Sie unnötigen Stress und zu langes Spielen oder Arbeiten am Computer. Was aber können Sie aus kosmetischer Sicht tun? Es gibt auch hier leicht und schnell zubereitete Pflegemittel, die helfend, schützend und regenerierend wirken.

»TIPPS

- Achten Sie gerade in dem sensiblen Bereich der Augen auf Sauberkeit, sowohl der Hände als auch der verwendeten Zutaten. Auch sollte die Gefahr einer allergischen Reaktion, insbesondere bei der Verwendung noch nicht erprobter Zutaten, unbedingt Beachtung finden.
- Als Make-up-Entferner empfiehlt sich (natürlich nur bei Verträglichkeit) die Verwendung eines Mandel- oder Olivenöls. Diese Öle entfernen auf sanfte Art und dennoch gründlich das Make-up.

Augenmasken

Da nicht alle Gesichtsmasken für den empfindlichen Bereich der Augen geeignet sind, empfiehlt sich hier die Anwendung von Augenmasken und Augenkompressen.

Die hier vorgestellten Augenmasken kommen nur im Bereich unter den Augen zur Anwendung. Die Augenlider werden dabei ausgespart. Einer besonderen Pflege der Augenlider widmet sich das Kapitel »Augenkompressen«.

Augenmasken sollten möglichst regelmäßig angewandt werden. Sie halten die dünne und empfindliche Haut um die Augen frisch und elastisch.

Für eine bequeme und saubere Anwendung der Augenmasken verwenden Sie am besten Mullauflagen. Mullauflagen lassen sich schnell und einfach selber herstellen. Sie bieten gegenüber handelsüblichen Wattepads den Vorteil, in einer für Sie angenehmen Form und Größe

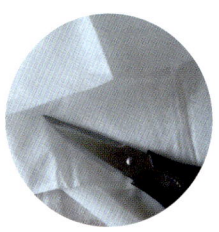
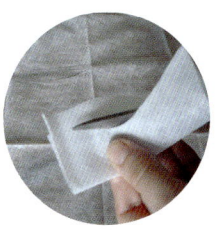
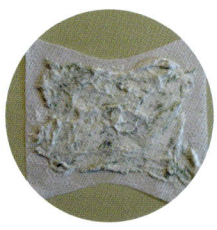
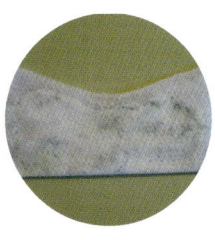

1   2   3   4

herstellbar zu sein. Die Herstellung dauert nur ein paar Minuten und ist nicht teuer. Alles, was Sie dafür brauchen, ist ein Mulltuch und eine Schere. Mulltücher gibt es sowohl in Drogeriemärkten als auch in Apotheken zu kaufen. Sie sollten auch in handelsüblichen Autoverbandskästen zu finden sein.

Die Herstellung einer Mullauflage habe ich für Sie anhand von vier Bildern dokumentiert.

Die Bilder 1 und 2 zeigen das Zuschneiden der Auflage.

Bild 3 zeigt eine bereits zugeschnittene, mit der Maske bestrichene, jedoch noch nicht zugeklappte Auflage.

Auf dem Bild 4 sieht man eine zur Anwendung fertiggestellte, mit der Maske bestrichene und zugeklappte Auflage.

Einige wichtige Grundregeln:

- Alle Zutaten müssen stets frisch, sauber und von guter Qualität sein.

- Augenmasken bitte nur auf die saubere und vom Make-up befreite Haut auftragen.
- Es empfiehlt sich die Anwendung in halbliegender Position vorzunehmen. Zum einen nehmen Sie sich auf diese Weise eine kleine Auszeit vom Alltag, zum anderen können bestimmte Masken recht viel Flüssigkeit produzieren. Diese könnte wiederum, falls sie in das Auge gerät, zu einer unangenehmen Reizung führen. Legen Sie sich lieber bei ruhiger, entspannender Musik zurück und versuchen Sie, für ein paar Momente die Hektik des Tages zu vergessen.
- Nach der vorgegebenen Anwendungszeit sollte die Maske gründlich und mit viel klarem Wasser abgenommen werden. Tupfen Sie abschließend sehr vorsichtig, ohne die Haut zu reizen, den entsprechenden Bereich trocken.
- Da der Bereich um die Augen herum sehr sensibel ist, sollten Sie unbedingt darauf achten, dass die verwendete Maske nicht zu heiß aufgetragen wird. Im Zweifelsfall lieber etwas kühler als zu warm.

PETERSILIEN-SAURE-SAHNE-AUGENMASKE

Zutaten: 1 TL frische Petersilie, 1 TL saure Sahne

Zubereitung: Die Petersilie waschen, trocknen und im Mörser pürieren. Anschließend beide Zutaten gut miteinander vermischen.

Anwendung: Die Mullauflagen (wie auf Seite 67 beschrieben) mit der zubereiteten Maske bestreichen. Die gefüllten Mullauflagen auf die Hautpartien unterhalb des Augenbereichs legen. Wer auf die Verwendung von Mullauflagen verzichten möchte, kann die zubereitete Maske auch direkt auf die entsprechenden Hautpartien auftragen. Nach ca. 15 Minuten Anwendungszeit die Auflagen entfernen und den Bereich mit viel klarem, lauwarmem

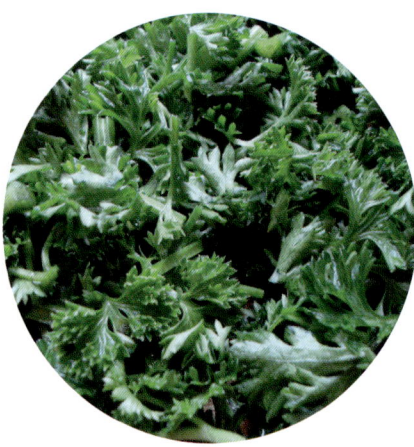

Wasser gründlich abspülen. Abschließend die nasse Haut mit einem sauberen, weichen Tuch trocken tupfen.

☺ Diese Maske hat eine pflegende und erfrischende Wirkung.

GURKEN-AUGENMASKE

Zutaten: 2 Scheiben frische Gurke

Zubereitung: Die Gurke waschen, trocknen und zwei dünne Scheiben abschneiden.

Anwendung: Die Gurkenscheiben auf die geschlossenen Augen legen und ca. 10 Minuten wirken lassen. Anschließend die Gurkenscheiben entfernen und den Bereich mit viel klarem, lauwarmem Wasser abspülen. Abschließend die nasse Haut mit einem sauberen, weichen Tuch trocken tupfen.

☺ Gurkenscheiben sind der Klassiker unter den Augenmasken. Sie wirken erfrischend und bringen die Augen zum Strahlen.

»TIPP Je nach Vorliebe können die Gurkenscheiben vor der Anwendung für kurze Zeit im Kühlschrank leicht gekühlt werden.

HAFERFLOCKEN-AUGENMASKE

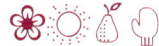

Zutaten: 1/2 EL Haferflocken, 1 EL Milch

Zubereitung: Die Haferflocken in einem Mixer zu einem feinen Pulver zerkleinern und mit der Milch verrühren. Vor der Anwendung die Mischung ca. 10 Minuten zu einem Brei quellen lassen.

Anwendung: Die Mullauflagen (wie auf Seite 67 beschrieben) mit der zubereiteten Maske bestreichen. Die gefüllten Mullauflagen auf die Hautpartien unterhalb des Augenbereichs legen. Wer auf die Verwendung von Mullauflagen verzichten möchte, kann die zubereitete Maske auch direkt auf die entsprechenden Hautpartien auftragen. Nach ca. 15 Minuten Anwendungszeit die Auflagen entfernen und den Bereich mit viel klarem, lauwarmem Wasser gründlich abspülen. Abschließend die nasse Haut mit einem sauberen, weichen Tuch trocken tupfen.

☺ Diese Augenpflege hält die Haut weich, glatt und geschmeidig.

KARTOFFEL-AUGENMASKE

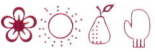

Zutaten: 2 EL rohe Kartoffel

Zubereitung: Die Kartoffel abwaschen, schälen und mit einer Reibe (feinste Stufe) zerkleinern.

Anwendung: Die Mullauflagen (wie auf Seite 67 beschrieben) mit der zubereiteten Maske bestreichen. Die gefüllten Mullauflagen auf die Hautpartien unterhalb des Augenbereichs legen. Wer auf die Verwendung von Mullauflagen verzichten möchte, kann die zubereitete Maske auch direkt auf die entsprechenden Hautpartien auftragen. Nach ca. 5 Minuten Anwendungszeit die Auflagen entfernen und den Bereich mit viel klarem, lauwarmem Wasser gründlich abspülen. Anschließend die nasse Haut mit einem sauberen, weichen Tuch trocken tupfen.

☺ Diese Maske ist ein weiterer Klassiker unter den Augenmasken und wirkt abschwellend.

! Um unangenehme Reizreaktionen zu vermeiden, ist bei dieser stark nässenden Maske besonders darauf zu achten, dass möglichst kein Kartoffelsaft direkt in die Augen fließt.

PFIRSICH-AUGENMASKE

Zutaten: 1/2 EL Pfirsich, 1 TL saure Sahne

Zubereitung: Den reifen Pfirsich waschen, abtrocknen und schälen. Anschließend mit einer Gabel gründlich pürieren und mit der sauren Sahne vermischen.

Anwendung: Die Mullauflagen (wie auf Seite 67 beschrieben) mit der zubereiteten Maske bestreichen. Die gefüllten Mullauflagen auf die Hautpartien unterhalb des Augenbereichs legen. Wer auf die Verwendung von Mullauflagen verzichten möchte, kann die zubereitete Maske auch direkt auf die entsprechenden Hautpartien auftragen. Nach ca. 10 Minuten Anwendungszeit die Auflagen entfernen und den Bereich mit viel klarem, lauwarmem Wasser gründlich abspülen. Abschließend die nasse Haut mit einem sauberen, weichen Tuch trocken tupfen.

☺ Diese Kur schenkt der Haut Elastizität, Feuchtigkeit und wirkt zudem erfrischend.

BANANEN-AUGENMASKE

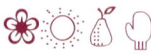

Zutaten: 1 TL Banane, 1 TL Milch

Zubereitung: Die Banane mit einer Gabel gründlich pürieren und mit der Milch zu einer gleichmäßigen Masse verrühren.

Anwendung: Die Mullauflagen (wie auf Seite 67 beschrieben) mit der zubereiteten Maske bestreichen. Die gefüllten Mullauflagen auf die Hautpartien unterhalb des Augenbereichs legen. Wer auf die Verwendung von Mullauflagen verzichten möchte, kann die zubereitete Maske auch direkt auf die entsprechenden Hautpartien auftragen. Nach ca. 15 Minuten Anwendungszeit die Auflagen entfernen und den Bereich mit viel klarem, lauwarmem Wasser gründlich abspülen. Abschließend die nasse Haut mit einem sauberen, weichen Tuch trocken tupfen.

☺ Diese Maske ist sehr nahrhaft, sie hält die Haut elastisch und weich.

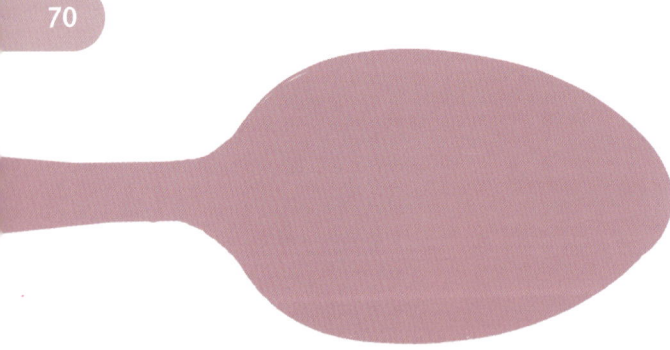

HEFE-AUGENMASKE

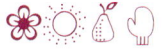

Zutaten: ca. 5 g frische Hefe, 1/2 EL Milch

Zubereitung: Die Hefe in der zuvor etwas erwärmten Milch komplett auflösen.

Anwendung: Die Maske sanft und gleichmäßig mit den Fingerspitzen oder einem Wattepad auf die unteren Augenlider auftragen. Nach ca. 10 Minuten Anwendungszeit die Maske mit viel klarem, lauwarmem Wasser abwaschen. Abschließend die nasse Haut mit einem sauberen, weichen Tuch trocken tupfen.

☺ Diese Maske hat eine glättende und straffende Wirkung.

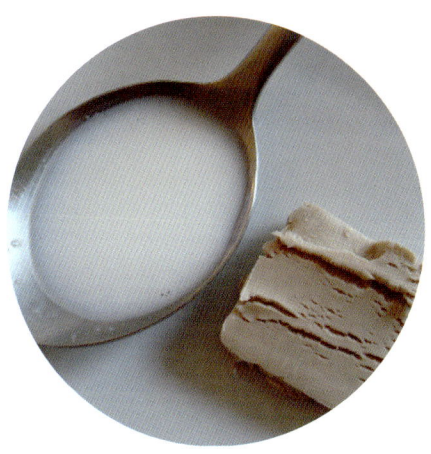

Augenkompressen

Das einfachste Mittel, um müden Augen Linderung zu bescheren und die sensible Haut zu erfrischen, ist die Anwendung von Kompressen. Sie beruhigen die empfindliche Haut der Augenlider und Augenränder, zudem führen sie ihnen wichtige Nährstoffe zu. Die hier vorgestellten Rezepte passen zu jedem Hauttyp. Kompressen können für den gesamten Hautbereich rund um das Auge genutzt werden. Eine Aussparung der Augenlider (wie bei den zuvor vorgestellten Augenmasken) ist hier nicht vorgesehen. Probieren Sie einfach im Laufe der Zeit die eine oder andere Kompresse aus, natürlich immer mit der nötigen Vorsicht in Bezug auf die Verträglichkeit der Zutaten.

Kompressen können sowohl warm als auch kühl verwendet werden. Warme Kompressen haben auf die Haut eine entspannende, beruhigende Wirkung. Kühle Kompressen hingegen wirken wunderbar erfrischend und tonisierend. Entscheiden Sie sich für die eine oder andere Art und genießen Sie das Hier und Jetzt.

Auf einige einfache Regeln sollten Sie jedoch achten:

• Augenkompressen bitte nur auf die saubere und vom Make-up befreite Haut auflegen.

- Es ist sinnvoll, während der Anwendung zu liegen. Nutzen Sie den Moment und versuchen Sie, etwas Ruhe und Entspannung zu finden. Nehmen Sie sich einfach etwas Zeit für sich selbst. Lenken Sie Ihre Gedanken auf das Positive und genießen Sie den »Augenblick«.
- Auf keinen Fall dürfen Kompressen zu heiß aufgelegt werden. Im Zweifel lieber etwas mehr abkühlen lassen. Die Haut im Bereich des Auges ist sehr empfindlich.
- Waschen Sie nach der Anwendung den entsprechenden Bereich sorgfältig mit viel Wasser ab. Gehen Sie dabei jedoch sehr vorsichtig und sanft vor.

SCHWARZER-TEE-AUGENKOMPRESSE

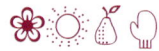

Zutaten: 1 TL oder 1 Teebeutel schwarzer Tee, 100 ml Wasser

Zubereitung: Den Tee mit dem zuvor zum Kochen gebrachten Wasser übergießen und ca. 10 Minuten ziehen lassen. Anschließend den Tee filtern und vor der Verwendung ausreichend abkühlen lassen.

Anwendung: Zwei in dem Aufguss getränkte Wattepads auf die geschlossenen Augen legen und ca. 3 Minuten wirken lassen. Diesen Vorgang zwei- bis dreimal wiederholen.

Anschließend die Haut mit klarem, lauwarmem Wasser abwaschen und mit einem sauberen, weichen Tuch trocken tupfen.

☺ Diese Kompresse hat eine entzündungshemmende und abschwellende Wirkung.

PETERSILIEN-AUGENKOMPRESSE

Zutaten: 1 EL frische Petersilie, 100 ml Wasser

Zubereitung: Das Wasser zum Kochen bringen und die Petersilie damit übergießen. Den Aufguss ca. 15 Minuten ziehen lassen und abschließend durch ein Sieb filtern. Vor der Verwendung ausreichend abkühlen lassen.

Anwendung: Zwei in dem Aufguss getränkte Wattepads auf die geschlossenen Augen legen und ca. 2 Minuten wirken lassen. Diesen Vorgang zwei- bis dreimal wiederholen. Anschließend die Haut mit klarem, lauwarmem Wasser abwaschen und mit einem sauberen, weichen Tuch trocken tupfen.

☺ Diese Kur erfrischt, wirkt aufhellend und beruhigt die Augenpartien.

GRÜNER-TEE-AUGENKOMPRESSE

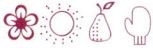

Zutaten: 1/2 TL grüner Tee, 100 ml Wasser

Zubereitung: Den Tee in eine Schale geben und mit dem zuvor zum Kochen gebrachten Wasser übergießen. Ca. 10 Minuten ziehen lassen und durch ein Sieb filtern. Vor der Verwendung ausreichend abkühlen lassen.

Anwendung: Zwei in dem Aufguss getränkte Wattepads auf die geschlossenen Augen legen und ca. 5 Minuten wirken lassen. Anschließend die Haut mit klarem, lauwarmem Wasser abwaschen und mit einem sauberen, weichen Tuch trocken tupfen.

😊 Grüner Tee hat eine antioxidative Wirkung. Des Weiteren wirkt er entspannend und regenerierend auf die Haut.

❗ Bei empfindlicher Haut kann diese Anwendung ein Brennen der Augenpartien hervorrufen. In diesem Fall sofort die Prozedur abbrechen und den Bereich mit viel kühlem, klarem Wasser gründlich spülen.

DILL-AUGENKOMPRESSE

Zutaten: 1 TL getrockneter oder frischer Dill, 100 ml Wasser

Zubereitung: Den Dill mit dem zuvor zum Kochen gebrachten Wasser übergießen. Den Aufguss ca. 15 Minuten ziehen lassen und abschließend durch ein Sieb filtern. Vor der Verwendung ausreichend abkühlen lassen.

Anwendung: Zwei in dem Aufguss getränkte Wattepads auf die geschlossenen Augen legen und ca. 3 Minuten wirken lassen. Diesen Vorgang zwei- bis dreimal wiederholen. Anschließend die Haut mit klarem, lauwarmem Wasser abwaschen und mit einem sauberen, weichen Tuch trocken tupfen.

😊 Dillkompressen helfen wunderbar gegen müde Augen.

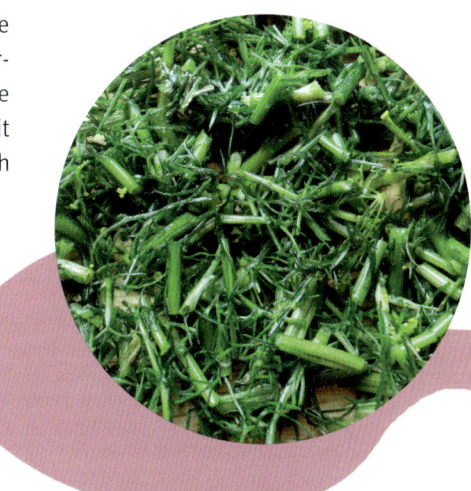

TRAUBENKERNÖL-AUGENKOMPRESSE

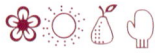

Zutaten: 2 EL Traubenkernöl

Zubereitung: Das Öl leicht erwärmen.

Anwendung: Zwei in dem lauwarm erwärmten Öl getränkte Wattepads auf die geschlossenen Augen legen und ca. 5 Minuten wirken lassen. Anschließend die Augenpartien vorsichtig mit einem sauberen, weichen Tuch vom Öl befreien.

☺ Ölkompressen helfen bei trockener Haut, machen sie weich und elastisch.

LINDENBLÜTEN-AUGENKOMPRESSE

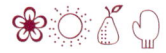

Zutaten: 1/2 TL Lindenblütentee, 100 ml Wasser

Zubereitung: Den Lindenblütentee mit dem zuvor zum Kochen gebrachten Wasser übergießen und ca. 10 Minuten ziehen lassen. Abschließend den Tee filtern und vor der Verwendung ausreichend abkühlen lassen.

Anwendung: Zwei in dem Aufguss getränkte Wattepads auf die geschlossenen Augen legen und ca. 3 Minuten wirken lassen. Anschließend die Haut mit klarem, lauwarmem Wasser abwaschen und mit einem sauberen, weichen Tuch trocken tupfen.

☺ Die Lindenblütenkompresse hilft bei müden Augen, wirkt erfrischend und macht die Haut wieder weich und zart.

MILCH-AUGENKOMPRESSE

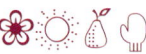

Zutaten: 100 ml Milch

Zubereitung: Die Milch etwas erwärmen.

Anwendung: Zwei in der zuvor erwärmten Milch getränkte Wattepads auf die geschlossenen Augen legen und ca. 3 Minuten wirken lassen. Diesen Vorgang einmal wiederholen. Anschließend die Haut mit klarem, lauwarmem Wasser abwaschen und mit einem sauberen, weichen Tuch trocken tupfen.

☺ Milch reinigt die Haut, macht sie frisch und elastisch.

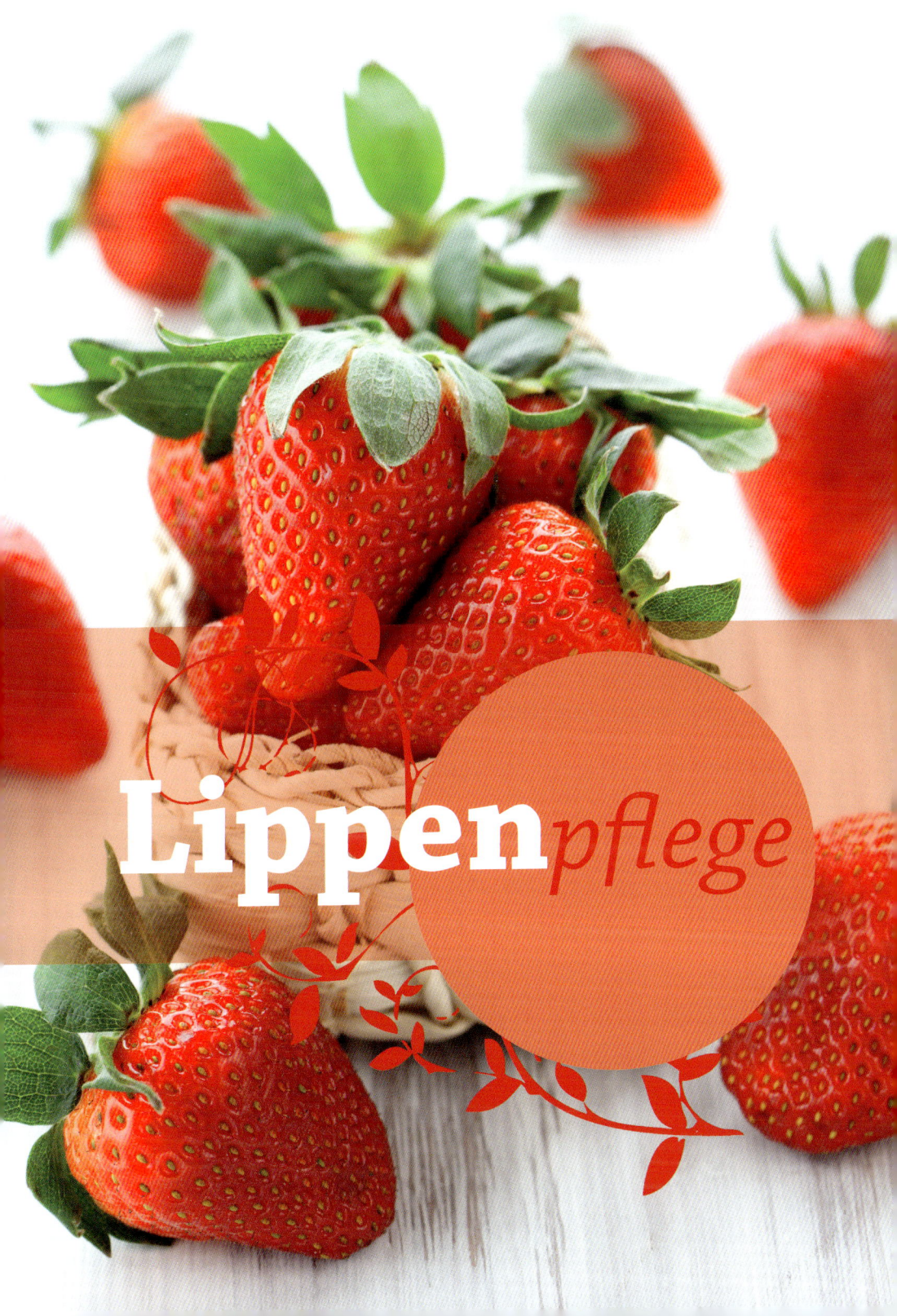

Lippen_pflege_

Häufig pflegen Menschen ihr Gesicht sehr sorgfältig, vergessen dabei aber ihre Lippen. Gerade die Lippenhaut ist jedoch sehr dünn, empfindlich und verletzbar. Sie kann sehr schnell austrocknen und rissig werden. Hitze, Frost und Wind machen sie schnell unattraktiv. Die tägliche Verwendung eines Lippenstifts trägt leider auch eher negativ dazu bei.

Es ist von daher sinnvoll und von großem Nutzen, auch seinen Lippen die nötige Aufmerksamkeit und Pflege zukommen zu lassen, denn was kann anziehender sein als volle, weiche und seidige Lippen? Schon das wöchentlich ein- bis zweimalige Auftragen einer Lippenmaske ist ausreichend, um den Lippen eine vollwertige Pflege zukommen zu lassen. Lippenmasken versorgen die Lippen mit den für sie wichtigen Vitaminen und Mineralien. Sie machen sie weich, geben ihnen Glanz sowie Widerstandskraft und verhindern das Auftreten schmerzhafter Risse.

Auch Lippenmasken können leicht zubereitet und angewandt werden.

Lippenmasken

Einige wichtige Grundregeln für die Verwendung von Lippenmasken:

- Lippenmasken sollten immer nur auf sauberen und von Lippenstift oder sonstigen Pflegemitteln freien Lippen zur Anwendung kommen.
- Es sollten grundsätzlich nur frische Zutaten verwendet werden.
- Lippenmasken sollten während des Auftragens leicht einmassiert werden.
- Nach der angegebenen Wirkungszeit die Lippen gründlich abwaschen und so von der Maske befreien.

HONIG-LIPPENMASKE

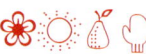

Zutaten: ca. 1/4 TL Honig

Anwendung: Den Honig gleichmäßig dünn auf die Lippen auftragen, leicht einmassieren und ca. 10 Minuten wirken lassen. Abschließend die Lippen mit lauwarmem Wasser abwaschen und trocken tupfen.

☺ Honig macht die Lippen zart, geschmeidig und hat eine entzündungshemmende Wirkung.

»TIPP Wenn der Honig zu hart sein sollte, kann ein vorsichtiges Erwärmen im Wasserbad schnell Abhilfe schaffen. Der Honig wird so wieder flüssig.

OLIVENÖL-LIPPENMASKE

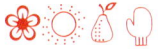

Zutaten: 2 bis 3 Tropfen Olivenöl

Anwendung: Das Öl gleichmäßig dünn auf die Lippen auftragen und ca. 20 Minuten einwirken lassen. Abschließend eventuelle Reste des Öls mit einem weichen Tuch abtupfen.

😊 Diese Maske eignet sich besonders gut bei trockenen, spröden und empfindlichen Lippen.

QUARK-LIPPENMASKE

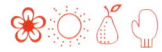

Zutaten: 1/4 TL Speisequark, 1/2 TL Möhrensaft, 2 Tropfen Olivenöl

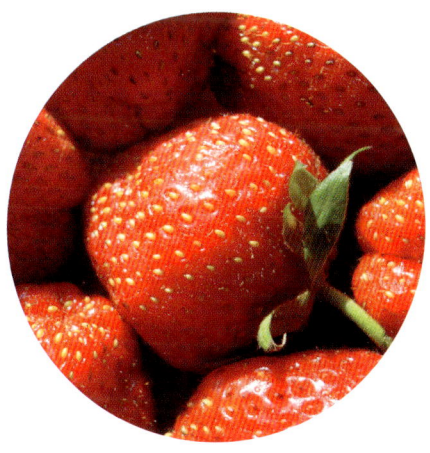

Zubereitung: Alle Zutaten gut miteinander vermischen, sodass eine streichfähige Masse entsteht.

Anwendung: Die Maske gleichmäßig auf die Lippen auftragen, leicht einmassieren und ca. 10 Minuten wirken lassen. Abschließend die Lippen mit lauwarmem Wasser abwaschen und trocken tupfen.

😊 Diese Maske wirkt nährend und schützt die Lippen vor schädlichen Umwelteinflüssen.

ERDBEER-LIPPENMASKE

Zutaten: 1/2 frische, reife Erdbeere, 1/2 TL Crème fraîche

Zubereitung: Die Erdbeere waschen, trocknen und mit einer Gabel gründlich pürieren. Anschließend beide Zutaten gut miteinander vermischen.

Anwendung: Die Maske gleichmäßig auf die Lippen auftragen, leicht einmassieren und ca. 15 Minuten wirken lassen. Abschließend die Lippen mit lauwarmem Wasser abwaschen und trocken tupfen.

😊 Diese leckere Maske liefert wertvolle Vitamine und hält die Lippen elastisch und zart.

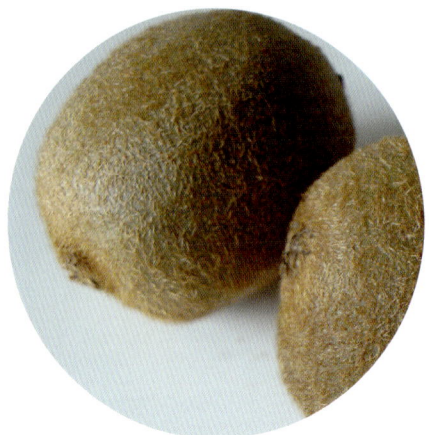

KIWI-LIPPENMASKE

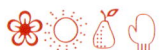

Zutaten: 1/2 TL Kiwi, 1/4 TL Honig

Zubereitung: Das Fruchtfleisch der Kiwi mit einer Gabel gründlich pürieren und abschließend beide Zutaten gut miteinander verrühren.

Anwendung: Die Maske gleichmäßig auf die Lippen auftragen, leicht einmassieren und ca. 10 Minuten wirken lassen. Anschließend die Lippen mit lauwarmem Wasser abwaschen und trocken tupfen.

☺ Diese Kur schenkt den Lippen wertvolle Vitamine und beugt so der Entstehung kleiner Fältchen und Risse vor.

»TIPP Wenn der Honig zu hart sein sollte, kann ein vorsichtiges Erwärmen im Wasserbad schnell helfen. Der Honig wird wieder flüssig und lässt sich mit den anderen Zutaten gut vermischen.

MANDELÖL-LIPPENMASKE

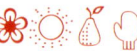

Zutaten: 1/4 TL Mandelöl, 1/4 TL Honig

Zubereitung: Beide Zutaten gut miteinander vermischen.

Anwendung: Die Maske gleichmäßig auf die Lippen auftragen, leicht einmassieren und ca. 15 Minuten wirken lassen. Abschließend die Lippen mit lauwarmem Wasser abwaschen und trocken tupfen.

☺ Diese Maske hilft bei trockenen, rissigen Lippen und hat eine entzündungshemmende Wirkung.

»TIPP Wenn der Honig zu hart sein sollte, kann ein vorsichtiges Erwärmen im Wasserbad schnell Abhilfe schaffen. Der Honig wird wieder flüssig und lässt sich mit den anderen Zutaten leicht vermischen.

QUARK-HONIG-LIPPENMASKE

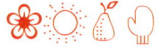

Zutaten: 1/4 TL Speisequark, 1/4 TL Honig

Zubereitung: Den Speisequark mit dem Honig zu einer glatten Creme vermischen.

Anwendung: Die Maske gleichmäßig auf die Lippen auftragen, leicht einmassieren und ca. 15 Minuten wirken lassen. Abschließend die Lippen mit lauwarmem Wasser abwaschen und trocken tupfen.

☺ Diese Maske vermeidet die Entstehung von Rissen und macht die Lippen wieder elastisch.

»TIPP Wenn der Honig zu hart sein sollte, kann ein vorsichtiges Erwärmen im Wasserbad schnell helfen. Der Honig wird wieder flüssig und lässt sich mit den anderen Zutaten gut vermischen.

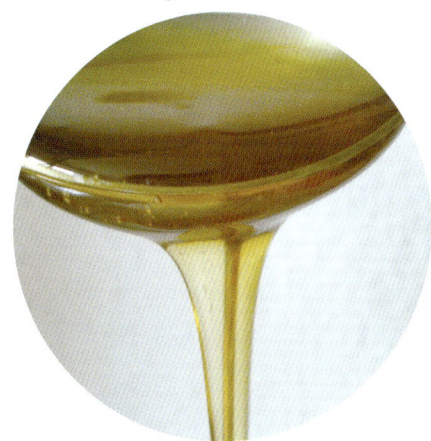

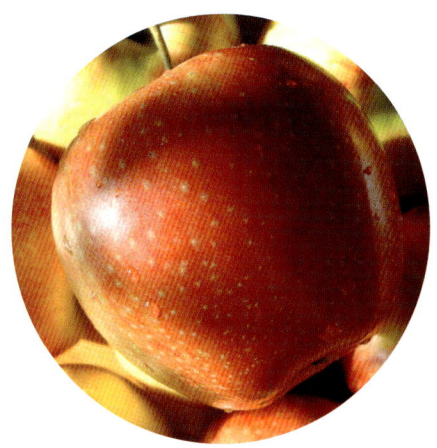

APFEL-LIPPENMASKE

Zutaten: 1/2 TL Apfel, 1/4 TL Butter, 1 Tropfen frisch gepresster Zitronensaft

Zubereitung: Die Butter bei Zimmertemperatur etwas weich werden lassen. Den Apfel waschen, trocknen, schälen und in einem Mörser pürieren. Anschließend alle Zutaten gut miteinander vermischen.

Anwendung: Die Maske gleichmäßig auf die Lippen auftragen, leicht einmassieren und ca. 10 Minuten wirken lassen. Abschließend die Lippen mit lauwarmem Wasser abwaschen und trocken tupfen.

☺ Diese Maske nährt die Lippen, macht sie weich und glatt.

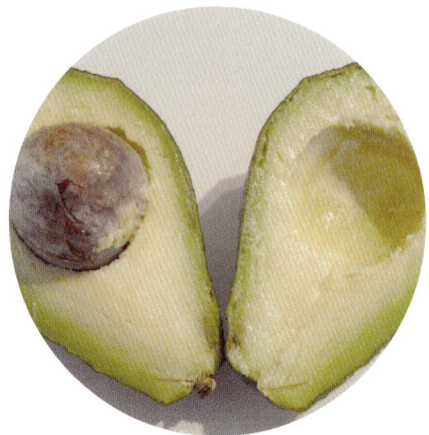

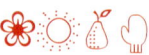

Zutaten: 1/4 TL Honig, 1/4 TL Möhrensaft

Zubereitung: Beide Zutaten gut miteinander vermischen.

Anwendung: Die Maske gleichmäßig auf die Lippen auftragen, leicht einmassieren und ca. 10 Minuten wirken lassen. Abschließend die Lippen mit lauwarmem Wasser abwaschen und trocken tupfen.

☻ Diese Maske macht die Lippen zart und geschmeidig.

»TIPP Wenn der Honig zu hart sein sollte, kann ein vorsichtiges Erwärmen im Wasserbad schnell helfen. Der Honig wird wieder flüssig und lässt sich mit den anderen Zutaten gut vermischen.

AVOCADO-SCHLAGSAHNE-
LIPPENMASKE

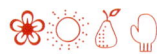

Zutaten: 1/2 TL Avocado, 1/4 TL Schlagsahne

Zubereitung: Das Fruchtfleisch der Avocado mit einer Gabel pürieren und mit der Schlagsahne gut vermischen.

Anwendung: Die Maske gleichmäßig auf die Lippen auftragen, leicht einmassieren und ca. 10 Minuten wirken lassen. Abschließend die Lippen mit lauwarmem Wasser abwaschen und trocken tupfen.

☻ Diese Maske macht die Lippen elastisch und weich.

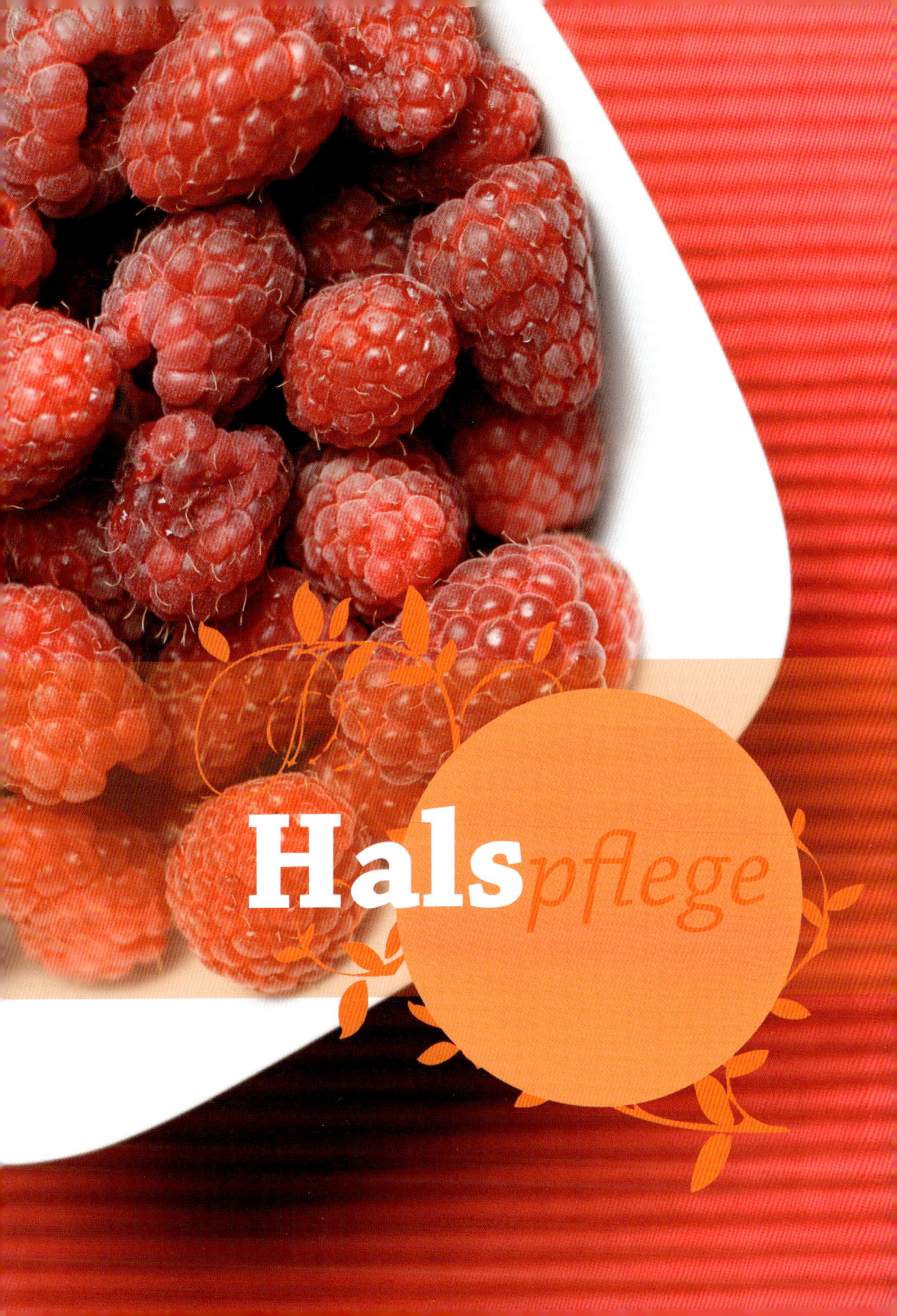

Hals*pflege*

Die Haut an unserem Hals ist ebenso wichtig, wertvoll und empfindlich wie unsere Gesichtshaut. Sie benötigt daher eine ebenso adäquate Pflege. Gerade der Hals verrät das Alter eines Menschen. Wird er vernachlässigt und nicht genügend gepflegt, verliert seine Haut schnell an Feuchtigkeit und Elastizität.

Er ist (wie unser Gesicht) stark den Umwelteinflüssen ausgesetzt. Schlechte Ernährung, unzureichende Flüssigkeitsaufnahme, Bewegungsmangel, Rauchen, Stress etc. tun ihr Übriges.

Trotz seiner Wichtigkeit und Präsenz wird der Hals in Sachen Pflege leider allzu oft vernachlässigt. Wenden Sie sich ihm zu und schenken Sie ihm ein wenig Ihrer wertvollen Zeit, denn auch er will gereinigt und mit Masken, Kompressen oder sanften Massagen verwöhnt werden. Beginnen Sie mit der Pflege möglichst schon, bevor sich die ersten Ermüdungserscheinungen und Falten zeigen.

Halsmasken

Halsmasken verbessern die Durchblutung und führen der empfindlichen Halspartie wichtige Nährstoffe zu. Sie haben zudem reinigenden und erfrischenden Charakter.

Beachten Sie bitte die folgenden Regeln:

- Tragen Sie die Maske nur auf die zuvor gereinigte Haut auf.
- Alle Zutaten für die Maske müssen stets frisch und von hoher Qualität sein.
- Nach der Zubereitung die Maske möglichst sofort anwenden.
- Halsmasken sollten auf jeden Fall vor der Anwendung ausreichend abkühlen. Tragen Sie die Maske nicht zu heiß auf. Die Haut im Bereich des Halses ist sehr sensibel und kann negativ auf eine zu heiße Anwendung reagieren. Eine falsche Anwendung kann sowohl unerwünschte Reizungen als auch Verbrennungen zur Folge haben. Es ist daher größte Vorsicht geboten.
- Nach dem Auftragen der Maske ist es ratsam, den Bereich locker mit einem weichen Tuch zu umwickeln. Die dadurch länger erhaltene Wärme führt zu einer Verbesserung der Wirkung.
- Nach der vorgegebenen Einwirkzeit waschen Sie die Maske gründlich mit ausreichend lauwarmem Wasser ab.
- Natürlich eignen sich für den Halsbereich auch Masken, die für den Gesichtsbereich bestimmt sind. Dennoch ist eine Differenzierung, schon im Sinne einer besonderen und bewussten Aufmerksamkeit für den spezifischen Bereich, sehr sinnvoll.

KARTOFFEL-HONIG-HALSMASKE

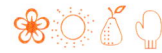

Zutaten: 1 mittelgroße Kartoffel, 1 TL Honig, 1 TL Olivenöl, 1 Eigelb

Zubereitung: Die Kartoffel ungeschält kochen, abkühlen lassen, abpellen und gründlich mit einer Gabel pürieren. Anschließend das Kartoffelpüree mit den restlichen Zutaten zu einer glatten Creme verrühren.

Anwendung: Die warme, jedoch ausreichend abgekühlte Maske gleichmäßig auf den Hals auftragen und mit einem weichen, sauberen Tuch (Schal) locker umwickeln. Nach ca. 20 Minuten Einwirkzeit die Maske mit warmem Wasser abwaschen und die Haut mit einem weichen Tuch abtrocknen.

☺ Diese Maske macht die Haut zart und geschmeidig.

»TIPP Wenn der Honig zu hart sein sollte, kann ein vorsichtiges Erwärmen im Wasserbad schnell helfen. Der Honig wird wieder flüssig und lässt sich mit den anderen Zutaten leicht vermischen.

QUARK-HALSMASKE

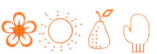

Zutaten: 1 EL Quark, 1 TL saure Sahne, 1 TL Olivenöl

Zubereitung: Alle Zutaten in eine Schale geben und gründlich zu einer glatten Creme vermischen. Die so entstandene Maske vor der Anwendung etwas erwärmen.

Anwendung: Die warme, jedoch nicht zu heiße Maske gleichmäßig auf den Hals auftragen und mit einem weichen, sauberen Tuch (Schal) locker umwickeln. Nach ca. 20 Minuten Einwirkzeit die Maske mit warmem Wasser abwaschen und die Haut mit einem weichen Tuch abtrocknen.

☺ Diese Maske nährt die Haut und schenkt ihr Elastizität.

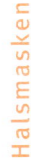

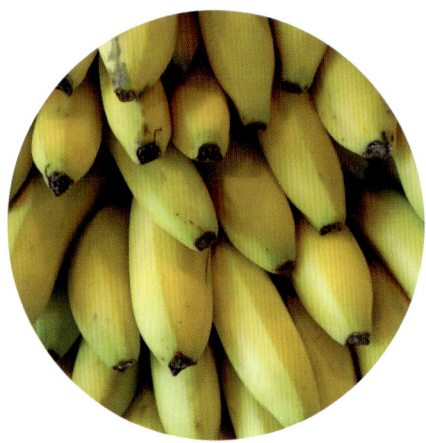

☺ Diese Maske spendet der Haut viele wichtige Vitamine und hält sie glatt und straff.

JOGHURT-HALSMASKE

Zutaten: 1 EL Joghurt, 1/2 EL Haferflocken, 1 TL Petersilie

Zubereitung: Die Petersilie waschen, trocknen, fein hacken und in einem Mörser gründlich pürieren. Die bereits in einem Mixer zerkleinerten Haferflocken mit dem Joghurt und dem Petersilienpüree zu einer gleichmäßigen Konsistenz vermischen. Die Maske vor der Anwendung etwas erwärmen.

Anwendung: Die warme, jedoch nicht zu heiße Maske gleichmäßig auf den Hals auftragen und mit einem weichen, sauberen Tuch (Schal) locker umwickeln. Nach ca. 15 Minuten Einwirkzeit die Maske mit warmem Wasser abwaschen und die Haut mit einem weichen Tuch abtrocknen.

☺ Diese Kur hält die Haut frisch und glatt.

BANANEN-HALSMASKE

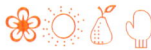

Zutaten: 1/3 geschälte Banane, 1/2 TL Mandelöl

Zubereitung: Die Banane mit einer Gabel gründlich pürieren und mit dem Mandelöl zu einer gleichmäßigen, cremigen Masse verrühren. Die so entstandene Maske vor der Anwendung etwas erwärmen.

Anwendung: Die warme, jedoch nicht zu heiße Maske gleichmäßig auf den Hals auftragen und mit einem weichen, sauberen Tuch (Schal) locker umwickeln. Nach ca. 20 Minuten Einwirkzeit die Maske mit warmem Wasser abwaschen und die Haut mit einem weichen Tuch abtrocknen.

HIMBEER-HALSMASKE

Zutaten: 10 frische, reife Himbeeren, 1 TL Quark

Zubereitung: Die Beeren waschen, abtrocknen und mit einer Gabel pürieren. Abschließend beide Zutaten gründlich miteinander verrühren.

Anwendung: Die Maske gleichmäßig auf den Hals auftragen und mit einem weichen, sauberen Tuch (Schal) locker umwickeln. Nach ca. 15 Minuten Einwirkzeit die Maske mit warmem Wasser abwaschen und die Haut mit einem weichen Tuch abtrocknen.

☺ Diese Maske hilft bei müder Haut, wirkt tonisierend und spendet einen angenehmen Duft.

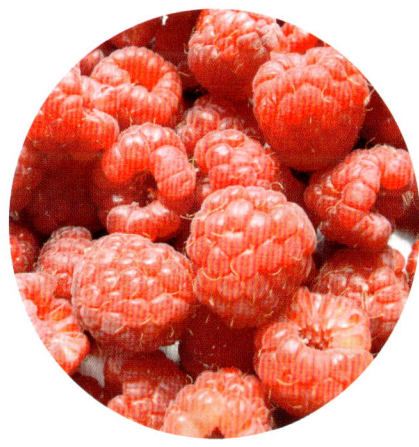

! Achten Sie darauf, keine Beerensaftflecken zu hinterlassen, denn sie lassen sich nur schlecht aus der Kleidung entfernen.

Halskompressen

Halskompressen reinigen und erfrischen nicht nur die zarte Haut, sondern wirken zusätzlich gegen Feuchtigkeits- und Vitaminmangel. Sie sind kostengünstig und zudem leicht und schnell herstellbar.

Einige der hier vorgestellten Halskompressen können auch als Warm-kalt-Variante angewandt werden. Durch den Temperaturwechsel wirken sie dann auf die Haut wie eine Art Gymnastik. Teilen Sie dazu den gewünschten Aufguss in zwei Schalen auf. Die eine wird leicht erwärmt, während die andere zuvor im Kühlschrank abgekühlt wurde. Gehen Sie nun wie folgt vor:
Zuerst in dem warmen Aufguss ein sauberes, dünnes Tuch einlegen und damit etwa eine Minute lang vorsichtig und sanft den Hals »klopfen«. Diesen Vorgang wiederholen Sie mit dem diesmal zuvor in dem kalten Aufguss getränkten Tuch. Führen Sie die gesamte Prozedur abwechselnd einige Male durch. Sowohl zu heiße als auch zu kalte Temperaturen sollten dabei vermieden werden. Nach der Anwendung einer Halskompresse können

Sie der empfindsamen Haut durch das Eincremen mit Mandelöl oder Kokosbutter und einer anschließenden leichten Massage noch zusätzlich etwas Gutes tun. Dadurch wird die Haut besonders zart und geschmeidig.

Grundsätzliches:

- Da die Haut im Bereich des Halses sehr empfindsam ist, dürfen Halskompressen auf keinen Fall zu heiß angewendet werden. Reizungen und Verbrennungen könnten die unangenehmen Folgen sein.
- Nach der vorgegebenen Anwendungszeit sollte die Haut mit reichlich klarem, lauwarmem Wasser abgewaschen werden.
- Achten Sie auch hier auf eine Verträglichkeit der Zutaten.

»TIPP Schenken Sie Ihrem Hals von Zeit zu Zeit eine kleine Massage, natürlich nur sehr vorsichtig und sanft. Das verbessert die Durchblutung, gibt der Haut Elastizität und wirkt zusätzlich einem Doppelkinn entgegen.

PETERSILIEN-HALSKOMPRESSE

Zutaten: 4 EL frische Petersilie, 250 ml Milch

Zubereitung: Die Petersilie waschen, trocknen, fein hacken und 5 Minuten in der Milch kochen. Anschließend die Petersilie absieben und die Milch auf eine für Sie angenehme Temperatur abkühlen lassen.

Anwendung: Ein sauberes, dünnes Tuch in der Milch einlegen und locker um den Hals binden. Darüber nochmals ein trockenes Tuch legen, um die Wärme der Kompresse möglichst lange zu erhalten. Nach ca. 15 Minuten Einwirkzeit die Kompresse entfernen und den Hals mit lauwarmem Wasser abwaschen und abschließend sanft abtrocknen.

☺ Diese Kur wirkt erfrischend und hält die Haut weich und elastisch.

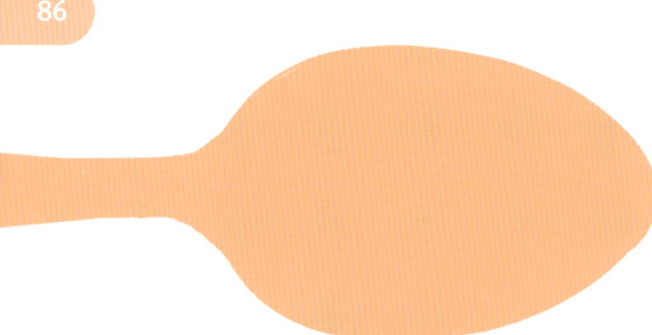

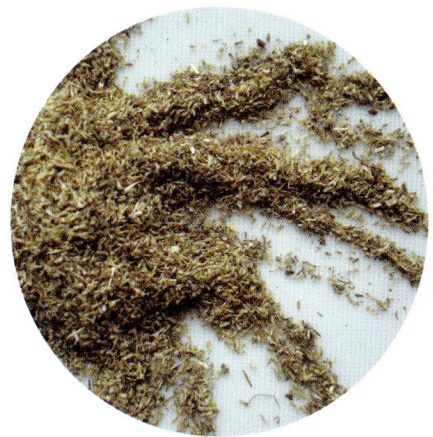

KAMILLEN-HALSKOMPRESSE

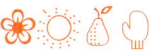

Zutaten: 2 EL Kamille oder 2 Teebeutel Kamillentee, 500 ml Wasser

Zubereitung: Die Kamille in eine Schale geben und mit dem zuvor zum Kochen gebrachten Wasser übergießen. Nach ca. 10 Minuten den Aufguss absieben (oder die Teebeutel entfernen) und auf eine für Sie angenehme Temperatur abkühlen lassen.

Anwendung: Ein sauberes, dünnes Tuch in den Aufguss legen und locker um den Hals binden. Darüber noch mal ein trockenes Tuch wickeln, um die Wärme der Kompresse möglichst lange zu erhalten. Nach ca. 15 Minuten Einwirkzeit die Kompresse entfernen und den Hals mit lau-

warmem Wasser abwaschen und abschließend sanft abtrocknen.

😊 Diese Anwendung hat antibakterielle und beruhigende Wirkung.

MEERSALZ-HALSKOMPRESSE

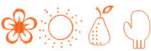

Zutaten: 1 EL Meersalz, 1 l Wasser

Zubereitung: In dem zuvor erwärmten Wasser das Meersalz vollständig auflösen.

Anwendung: Ein sauberes, dünnes Tuch in dem Meersalzwasser einlegen und damit etwa 5 Minuten lang den Hals vorsichtig und sanft »klopfen«. Nach der Anwendung den Hals mit lauwarmem Wasser abwaschen und abschließend sanft abtrocknen.

😊 Diese Kompressenmassage verbessert die Durchblutung und Elastizität der Haut. Des Weiteren liefert sie ihr wichtige Mineralien.

PREISELBEER-HALSKOMPRESSE

Zutaten: 1 EL Preiselbeeren, 500 ml Wasser

Zubereitung: Die Beeren waschen, trocknen und in einem Mörser pürieren. Das so entstandene Beerenpüree in eine Schale geben und mit dem zuvor zum Kochen gebrachten Wasser übergießen. Die Flüssigkeit bis auf lauwarme Temperatur abkühlen lassen und abschließend durch ein Sieb filtern.

Anwendung: Ein sauberes, dünnes Tuch in den Aufguss einlegen, locker um den Hals wickeln und ca. 2 Minuten halten. Dieses Prozedere drei- bis viermal wiederholen. Abschließend den Hals mit klarem Wasser waschen und sanft abtrocknen.

☺ Die Preiselbeerkompresse erfrischt die Haut und liefert ihr wichtige Vitamine.

MANDELÖL-HALSKOMPRESSE

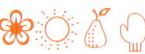

Zutaten: 1 EL Mandelöl

Zubereitung: Das Mandelöl etwas erwärmen.

Anwendung: Das Öl gleichmäßig auf den Hals auftragen und mit einem sauberen, dünnen, weichen Tuch locker umwickeln. Nach ca. 20 Minuten Einwirkzeit den Hals sanft abtupfen.

☺ Das Öl macht die Haut glatter und geschmeidiger.

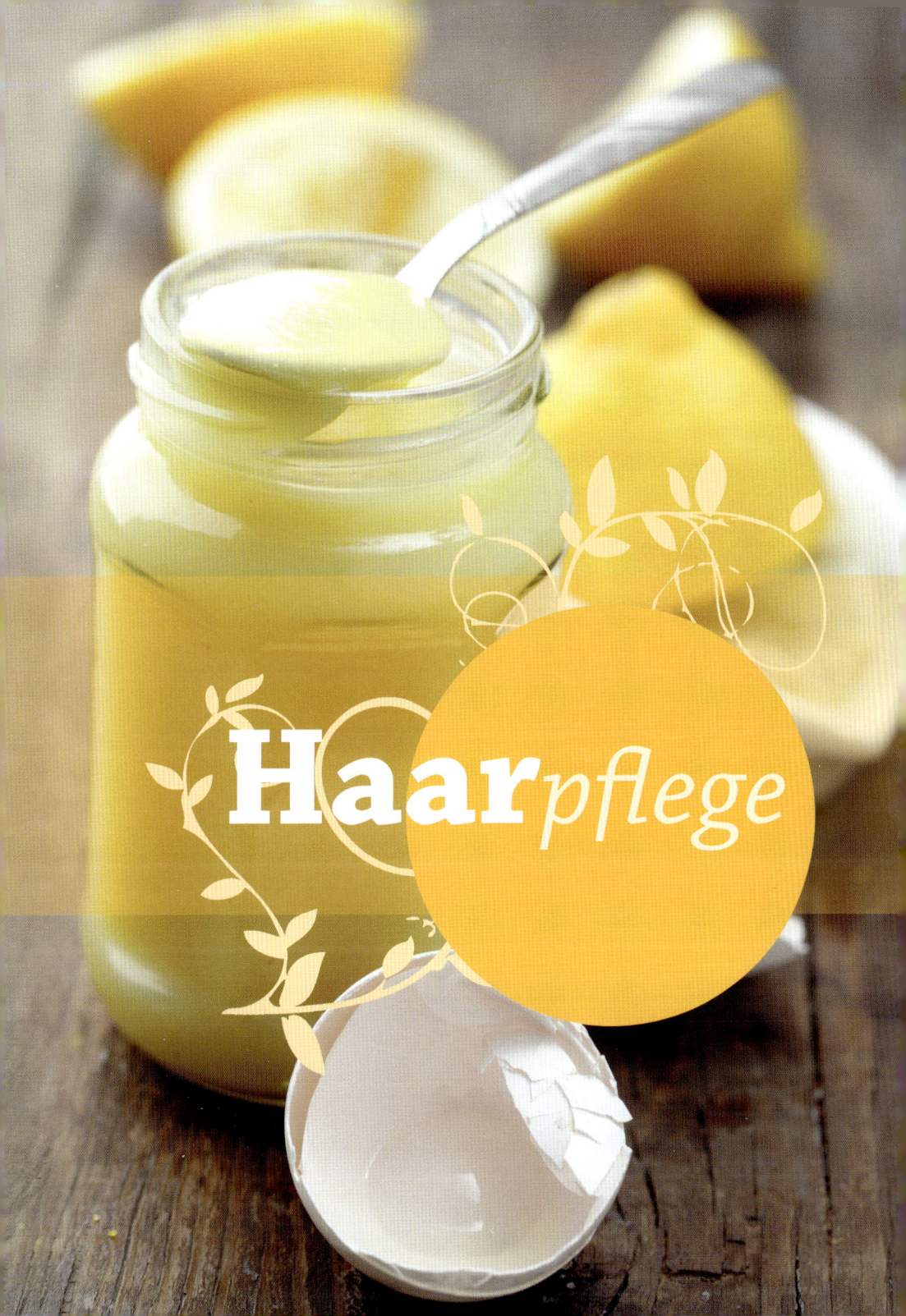

Haar*pflege*

Zu häufiges Waschen, Färben und Föhnen belastet unsere Haare und zerstört auf Dauer deren gesunde Struktur. Nicht nur äußere Faktoren beeinflussen allerdings das Wohlergehen unserer Haare. Der allgemeine Gesundheitszustand, das seelische Gleichgewicht, Probleme und viele andere Faktoren lassen sich hier nennen. Zu all dem gesellt sich noch unser Erbgut. Jeder Mensch hat schon bei der Geburt gute oder weniger gute Voraussetzungen für gesundes, kräftiges Haar. Bei so vielen Abhängigkeiten verwundert es nicht allzu sehr, dass viele Menschen mit ihren Haaren Probleme haben.

Die Palette der Haarprobleme ist groß: Zu fette, zu trockene, spröde, brüchige, glanzlose und schuppige Haare oder sogar irreparabler Haarausfall sind oft die Folgen.

Schönes, glänzendes und volles Haar benötigt eine regelmäßige und auf die jeweilige Problematik zugeschnittene Pflege. Dazu gehören das schonende Waschen der Haare, die Verwendung von Haarmasken und Spülungen, sanfte Kopfhautmassagen sowie das regelmäßige, sorgfältige Kämmen.

So vielfältig die Probleme auch sind, es gibt auch hier gute Pflegemittel, die helfen, das strapazierte Haar wieder in neuem Glanz erstrahlen zu lassen.

»TIPP Statt der häufigen Anwendung aggressiver Shampoos waschen Sie die Haare besser des Öfteren mit Ei. Das ist ganz einfach: 2 Eier in eine Schale geben und mit einem Schneebesen schaumig schlagen, 2 Esslöffel Wasser dazugeben, alles gut verrühren und fertig ist das »Shampoo«. Dieses wird nun auf die bereits angefeuchteten Haare und die Kopfhaut aufgetragen und leicht einmassiert. Danach wird das Haar mit einem Handtuch umwickelt und findet so ca. 5 Minuten Ruhe. Nach dieser Einwirkzeit das »Eishampoo« mit warmem (aber nicht zu heißem) Wasser gründlich auswaschen.

Aufmerksame und bewusste Pflege verspricht schöne, glänzende und gesunde Haare. Ein lohnenswertes Ziel!

Haarmasken

Haarmasken stellen eine gute und einfache Methode dar, das strapazierte Haar vor den täglichen, schädlichen Umwelteinflüssen zu schützen. Sie schenken dem Haar wichtige Nährstoffe, geben ihm Stärke, Glanz und Fülle.

Beachten Sie bitte folgende Regeln:

- Alle verwendeten Zutaten sollten stets frisch und von hoher Qualität sein.
- Verwenden Sie eine bereits zubereitete Maske möglichst schnell nach ihrer

Fertigstellung. Je nach Inhaltsstoffen verliert sie schnell an Frische, Ansehnlichkeit und Wirkung.

- Bei dem Auftragen der Maske sollten Sie an den Haarwurzeln beginnen und sich bis zu den Haarspitzen vorarbeiten. Bei einigen Masken empfiehlt sich das Auftragen auf das nasse Haar. Auch müssen nicht alle Masken abschließend mit einem Shampoo ausgewaschen werden. Beachten Sie diesbezüglich bitte die Anwendungshinweise.
- Massieren Sie die bereits aufgetragene Maske leicht in die Kopfhaut und Haare ein.
- Verwenden Sie während der Einwirkzeit eine Duschhaube oder umwickeln Sie das Haar mit einem Handtuch.
- Durch unsere Körperwärme können einige Haarmasken während der Anwendung flüssiger werden. Um zu verhindern, dass die Maske in das Gesicht fließt, halten Sie stets ein Handtuch griffbereit.
- Waschen Sie nach der vorgegebenen Einwirkzeit die Maske mit ausreichend klarem Wasser gründlich aus. Die Wassertemperatur sollte für Sie angenehm, nicht zu heiß oder zu kalt, sein.
- Einige Masken, deren Zutaten frisch aus dem Kühlschrank kommen, sollten vor der Anwendung etwas erwärmt werden. Das verbessert deren Wirkung und fühlt sich zudem wesentlich angenehmer an.
- Die Mengenangaben bezüglich der Zutaten zur Herstellung der folgenden Haarmasken beziehen sich auf etwa schulterlanges Haar.
- Die Verträglichkeit der Zutaten muss natürlich sichergestellt sein.

EIGELB-WODKA-HAARMASKE

Zutaten: 1 Eigelb, 1 EL Wodka, 2 TL Wasser

Zubereitung: Das zuvor mit einer Gabel leicht schaumig geschlagene Eigelb mit den restlichen Zutaten gut verrühren.

Anwendung: Die Maske mit einem Wattepad gleichmäßig auf die Kopfhaut und das Haar auftragen und leicht einmassieren. Das Haar bedecken (Handtuch oder Duschhaube) und die Maske ca. 30 Minuten wirken lassen. Nach der Einwirkzeit die Maske mit reichlich klarem Wasser ausspülen. Das Nachwaschen mit einem Shampoo ist nicht notwendig.

☺ Diese Maske führt zu einer verbesserten Durchblutung der Kopfhaut.

❗ Bei der Anwendung dieser Maske ist auf ausreichenden Schutz der Augen zu achten. Ein Eindringen der Flüssigkeit kann zu starken Augenreizungen und Brennen führen.

BEEREN-HAARMASKE

Zutaten: 6 große, reife Erdbeeren, 3 EL Heidelbeeren, 3 EL Johannisbeeren

Zubereitung: Die Beeren gründlich waschen, trocknen und durch ein Sieb drücken, sodass ein feines Beerenpüree entsteht.

Anwendung: Das Beerenpüree mit einem Pinsel gleichmäßig auf die Kopfhaut und das Haar auftragen und leicht einmassieren. Das Haar bedecken (Handtuch oder Duschhaube) und die Maske ca. 30 Minuten wirken lassen. Nach der Einwirkzeit die Maske mit reichlich klarem Wasser ausspülen. Das Nachwaschen mit einem Shampoo ist nicht notwendig.

☺ Diese Maske versorgt das Haar mit wertvollen Vitaminen. Sie macht das Haar stark, gesund und verleiht ihm einen wunderbaren Glanz.

❗ Achten Sie darauf, keine Beerensaftflecken zu hinterlassen, denn sie lassen sich nur schlecht aus der Kleidung entfernen.

EIGELB-HONIG-HAARMASKE

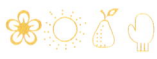

Zutaten: 2 Eigelb, 2 EL Honig

Zubereitung: Das Eigelb mit einer Gabel leicht schaumig schlagen und mit dem zuvor etwas erwärmten Honig gut verrühren.

Anwendung: Die Maske mit einem Pinsel gleichmäßig auf die Kopfhaut und das zuvor angefeuchtete Haar auftragen und leicht einmassieren. Das Haar bedecken (Handtuch oder Duschhaube) und die Maske 30 Minuten bis 1 Stunde wirken lassen. Nach der Einwirkzeit die Maske mit Shampoo gründlich auswaschen.

☺ Diese Maske wirkt regenerierend und schenkt dem Haar Feuchtigkeit.

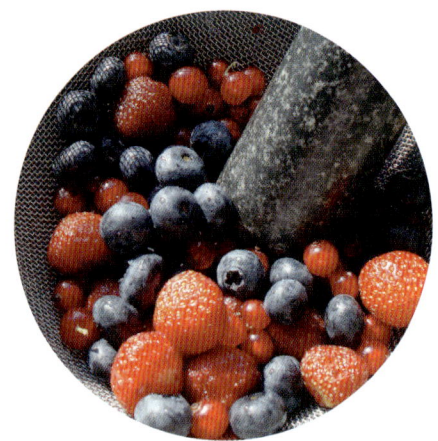

QUARK-HAARMASKE

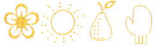

Zutaten: 3 EL Quark, 1 EL Honig, 2 EL Olivenöl

Zubereitung: Alle Zutaten zu einer glatten Creme verrühren und in einem Wasserbad etwas erwärmen.

Anwendung: Die Maske mit einem Pinsel gleichmäßig auf die Kopfhaut und das Haar auftragen und leicht einmassieren. Das Haar bedecken (Handtuch oder Duschhaube) und die Maske ca. 20 Minuten wirken lassen. Nach der Einwirkzeit die Maske mit Shampoo gründlich auswaschen.

☺ Diese Kur nährt und stärkt die Haare.

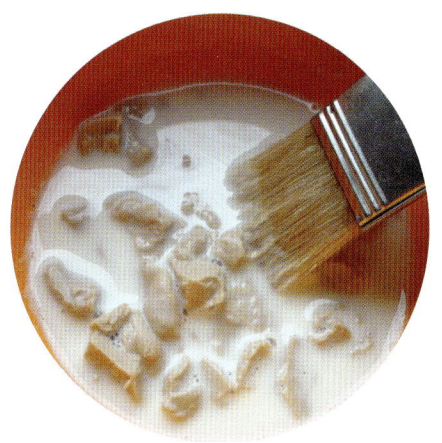

HEFE-HAARMASKE

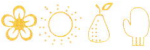

Zutaten: etwa 20 g frische Hefe, 5 EL warme Milch

Zubereitung: Die Hefe in der zuvor erwärmten Milch vollkommen auflösen.

Anwendung: Die Maske mit einem Wattepad gleichmäßig auf die Kopfhaut und das Haar auftragen und leicht einmassieren. Das Haar bedecken (Handtuch oder Duschhaube) und die Maske ca. 30 Minuten wirken lassen. Nach der Einwirkzeit die Maske mit Shampoo gründlich auswaschen.

☺ Hefe liefert viele wichtige Vitamine und verbessert das Haarwachstum.

TOMATEN-HAARMASKE

Zutaten: 1 große, reife Tomate, 1 TL Olivenöl

Zubereitung: Die Tomate schälen, klein schneiden und in einem Mörser gründlich pürieren. Danach das Tomatenpüree mit einem Löffel durch ein Sieb drücken und mit dem Olivenöl gut vermischen.

Anwendung: Die Maske mit einem Pinsel gleichmäßig auf die Kopfhaut und das Haar auftragen und leicht einmassieren. Das Haar bedecken (Handtuch oder Duschhaube) und die Maske ca. 30 Minuten wirken lassen. Nach der Einwirkzeit die Maske mit Shampoo gründlich auswaschen.

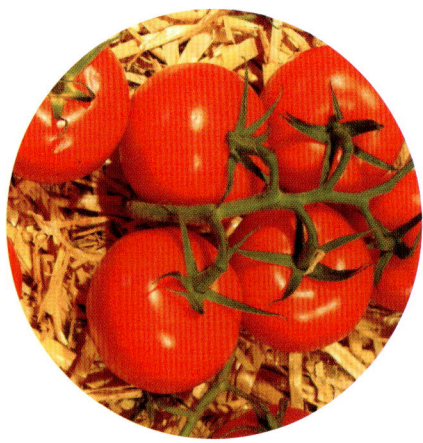

😊 Diese Maske wirkt nahrhaft und verbessert spürbar den Zustand des Haares.

»TIPP Übergießen Sie die Tomate vorsichtig mit kochendem Wasser. Dadurch lässt sie sich leichter abschälen.

KNOBLAUCH-HAARMASKE

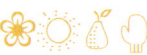

Zutaten: 3 große Knoblauchzehen, 4 EL Joghurt

Zubereitung: Die Knoblauchzehen schälen, gründlich pürieren und anschließend mit dem Joghurt gut vermischen. Das Ganze in einem Wasserbad etwas erwärmen.

Anwendung: Die Maske mit einem Pinsel gleichmäßig auf die Kopfhaut und das Haar auftragen und leicht einmassieren. Das Haar bedecken (Handtuch oder Duschhaube) und die Maske ca. 20 Minuten wirken lassen. Nach der Einwirkzeit die Maske mit Shampoo gründlich auswaschen.

😊 Diese Maske verbessert die Durchblutung, fördert den Haarwuchs und kann sogar schon begonnenen Haarausfall stoppen.

⚠ Diese Maske hinterlässt in den Haaren einen deutlichen Knoblauchgeruch.

EI-HAARMASKE

Zutaten: 1 frisches Ei, 1 EL Wasser

Zubereitung: Das Ei mit einer Gabel oder einem Schneebesen schaumig schlagen und anschließend mit dem Wasser gut vermischen.

Anwendung: Die Maske mit einem Watte-pad gleichmäßig auf die Kopfhaut und das Haar auftragen und leicht einmassieren. Das Haar bedecken (Handtuch oder Duschhaube) und die Maske ca. 20 Minuten wirken lassen. Nach der Einwirkzeit die Maske mit reichlich klarem Wasser ausspülen. Das Nachwaschen mit einem Shampoo ist nicht notwendig.

😊 Diese Maske macht die Haare weich und lässt sich zudem wunderbar als Shampoo benutzen.

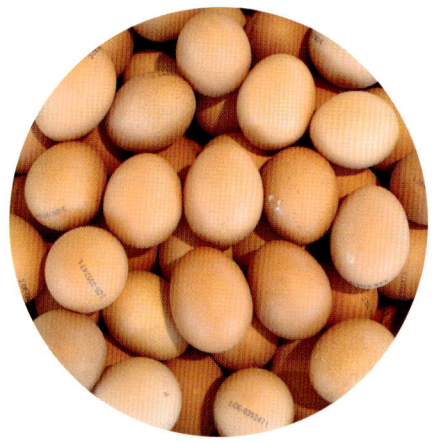

MAYONNAISE-HAARMASKE

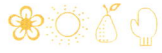

Zutaten: 2 EL Mayonnaise, 1 EL Honig, 1 EL Wasser

Zubereitung: Alle Zutaten gut miteinander vermischen und in einem Wasserbad etwas erwärmen.

Anwendung: Die Maske mit einem Pinsel gleichmäßig auf die Kopfhaut und das Haar auftragen und leicht einmassieren. Das Haar bedecken (Handtuch oder Duschhaube) und die Maske ca. 30 Minuten wirken lassen. Nach der Einwirkzeit die Maske mit Shampoo gründlich auswaschen.

😊 Diese Maske macht die Haare angenehm seidig und weich.

DICKMILCH-HAARMASKE

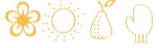

Zutaten: 150 ml Dickmilch

Zubereitung: Die Dickmilch in einem Wasserbad etwas erwärmen.

Anwendung: Die Maske mit einem Wattepad gleichmäßig auf die Kopfhaut und das Haar auftragen und leicht einmassieren. Das Haar bedecken (Handtuch oder Duschhaube) und die Maske ca. 30 Minuten wirken lassen. Nach der Einwirkzeit die Maske mit Shampoo gründlich auswaschen.

☺ Diese Maske nährt das Haar, hält es weich und gesund.

OLIVENÖL-HAARMASKE

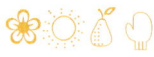

Zutaten: 2 EL Olivenöl

Anwendung: Das Öl mit einem Pinsel oder Wattepad gleichmäßig auf die Kopfhaut und das Haar auftragen und leicht einmassieren. Das Haar bedecken (Handtuch oder Duschhaube) und die Maske ca. 30 Minuten wirken lassen. Nach der Einwirkzeit die Maske mit Shampoo gründlich auswaschen.

☺ Olivenöl hilft bei strapaziertem und trockenem Haar.

ZWIEBEL-HAARMASKE

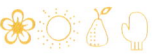

Zutaten: 1 mittelgroße Zwiebel, 1 EL Honig, 1 Eigelb

Zubereitung: Die Zwiebel in kleine Stücke schneiden, in einem Mörser pürieren und durch ein Sieb drücken. Den Zwiebelsaft mit den anderen Zutaten gut vermischen.

Anwendung: Die Maske mit einem Pinsel gleichmäßig auf die Kopfhaut und das Haar auftragen und leicht einmassieren. Das Haar bedecken (Handtuch oder Duschhaube) und die Maske ca. 30 Minuten wirken lassen. Nach der Einwirkzeit die Maske mit Shampoo gründlich auswaschen.

☺ Diese Maske verbessert spürbar die Durchblutung der Kopfhaut, stärkt das Haar und wirkt stimulierend auf das Haarwachstum.

! Diese Maske hinterlässt in den Haaren einen deutlichen und lang anhaltenden Zwiebelgeruch.

WODKA-ZITRONENSAFT-HAARMASKE

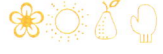

Zutaten: 100 ml Wodka, 2 EL frisch gepresster Zitronensaft

Zubereitung: Zitronensaft und Wodka gut vermischen.

Anwendung: Die Maske mit einem Wattepad gleichmäßig auf die Kopfhaut und das Haar auftragen und leicht einmassieren. Das Haar bedecken (Handtuch oder Duschhaube) und die Maske ca. 30 Minuten wirken lassen. Nach der Einwirkzeit die Maske mit reichlich klarem Wasser ausspülen. Das Nachwaschen mit einem Shampoo ist nicht notwendig.

🙂 Die Maske verbessert die Durchblutung der Kopfhaut und wirkt Haarausfall entgegen.

COGNAC-HAARMASKE

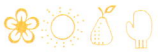

Zutaten: 1 EL Cognac, 1 TL Honig, 1 Eigelb

Zubereitung: Alle Zutaten gut miteinander vermischen und in einem Wasserbad etwas erwärmen.

Anwendung: Die Maske mit einem Pinsel gleichmäßig auf die Kopfhaut und das zuvor angefeuchtete Haar auftragen und leicht einmassieren. Das Haar bedecken (Handtuch oder Duschhaube) und die Maske ca. 30 Minuten wirken lassen. Nach der Einwirkzeit die Maske mit reichlich klarem Wasser ausspülen. Das Nachwaschen mit einem Shampoo ist nicht notwendig.

🙂 Diese Kur ist ein ausgezeichnetes Mittel gegen Haarausfall.

JOGHURT-HAARMASKE

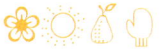

Zutaten: 150 g Joghurt, 1 EL Mandelöl

Zubereitung: Beide Zutaten gut miteinander vermischen und in einem Wasserbad etwas erwärmen.

Anwendung: Die Maske mit einem Pinsel gleichmäßig auf die Kopfhaut und das zuvor angefeuchtete Haar auftragen und leicht einmassieren. Das Haar bedecken (Handtuch oder Duschhaube) und die Maske ca. 30 Minuten wirken lassen. Nach der Einwirkzeit die Maske mit Shampoo gründlich auswaschen.

🙂 Diese Maske ist hilfreich bei spröden Haaren, sie macht sie wieder weich und geschmeidig.

Haarspülungen

Haarspülungen stellen eine effiziente Möglichkeit der Haarpflege dar. Sie verbessern den Haarwuchs, wirken gegen Schuppen und schenken dem Haar Glanz, Seidigkeit, Spannkraft und Dichte.

Beachten Sie bitte die folgenden Regeln:

- Haarspülungen sollten unmittelbar nach der Haarwäsche angewandt werden.
- Achten Sie auf eine moderate Temperatur. Zu heiße Haarwäschen oder Haarspülungen wirken sich schädlich auf Haare und Kopfhaut aus. Zudem fördern sie eine vorschnelle Fettproduktion.
- Achten Sie bei den hier aufgeführten unterschiedlichen Spülungen auf die jeweiligen Anwendungshinweise. Bei Spülungen, die eine Einwirkzeit aufweisen, sollten Sie die Haare mit einem Handtuch umwickeln. Auf diese Weise vermeiden Sie ein ungewolltes Verlaufen und ein zu schnelles, unangenehmes Abkühlen der Spülung.
- Die Verträglichkeit der Zutaten ist vor der Anwendung zu prüfen.

ROSMARIN-HAARSPÜLUNG

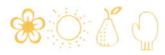

Zutaten: 1 EL Rosmarin (frisch oder getrocknet), 1 l Wasser

Zubereitung: Den Rosmarin etwas zerkleinern und mit dem zuvor zum Kochen gebrachten Wasser übergießen. Nach etwa 20 Minuten den Aufguss filtern und ausreichend abkühlen lassen.

Anwendung: Die frisch gewaschenen Haare mit dem Rosmarinwasser gründlich spülen. Ein Nachspülen mit klarem Wasser ist nicht nötig.

☺ Rosmarin stärkt die Haare und verbessert deren Wachstum.

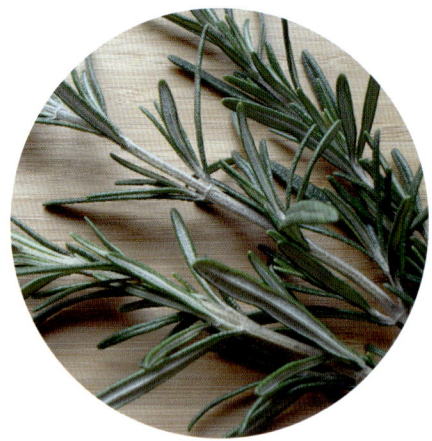

PFEFFERMINZ-HAARSPÜLUNG

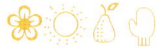

Zutaten: 3 EL Pfefferminze oder 3 Teebeutel Pfefferminztee, 1 l Wasser

Zubereitung: Die Pfefferminze mit dem zuvor zum Kochen gebrachten Wasser übergießen. Nach etwa 20 Minuten den Aufguss filtern bzw. Teebeutel entfernen und ausreichend abkühlen lassen.

Anwendung: Die frisch gewaschenen Haare mit dem Pfefferminzwasser gründlich spülen. Ein Nachspülen mit klarem Wasser ist nicht nötig.

☺ Diese Pfefferminzspülung erfrischt die Haare und macht sie weich.

KAMILLEN-HAARSPÜLUNG

Zutaten: 2 EL Kamille oder 2 Teebeutel Kamillentee, 1 l Wasser

Zubereitung: Die Kamille mit dem zuvor zum Kochen gebrachten Wasser übergießen. Nach etwa 20 Minuten die Spülung filtern und ausreichend abkühlen lassen.

Anwendung: Die frisch gewaschenen Haare mit dem Kamillenwasser gründlich spülen. Ein Nachspülen mit klarem Wasser ist nicht nötig.

☺ Diese Spülung verleiht dem Haar einen seidigen Glanz.

BRENNNESSEL-HAARSPÜLUNG

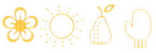

Zutaten: 5 EL trockene Brennnessel oder 5 Teebeutel Brennnesseltee, 1 l Wasser

Zubereitung: Die Brennnessel mit dem zuvor zum Kochen gebrachten Wasser übergießen. Nach etwa 1 Stunde den Aufguss bei Bedarf filtern und ausreichend abkühlen lassen.

Anwendung: Die frisch gewaschenen Haare mit dem Brennnesselwasser gründlich spülen. Ein Nachspülen mit klarem Wasser ist nicht nötig.

☺ Diese Spülung hilft gegen Haarausfall und verleiht dem Haar frischen Glanz.

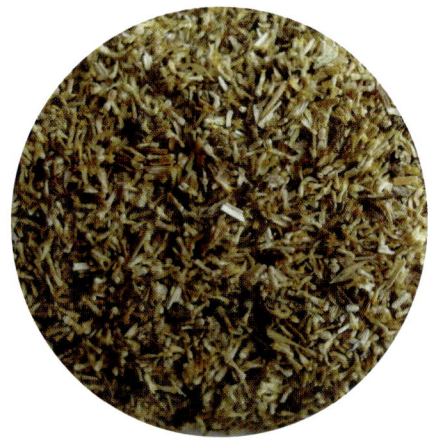

ZITRONENSAFT-HAARSPÜLUNG

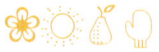

Zutaten: 1/2 Zitrone, 1 l Wasser

Zubereitung: Die Zitrone auspressen und den Zitronensaft absieben. Das Wasser auf eine für Sie angenehme Temperatur erwärmen und mit dem Zitronensaft vermischen.

Anwendung: Die frisch gewaschenen Haare mit dem Zitronenwasser gründlich spülen. Ein Nachspülen mit klarem Wasser ist nicht nötig.

☺ Diese Spülung hilft bei strapaziertem und glanzlosem Haar.

❗ Zitronensaftspülungen sollten nicht in die Augen geraten. Wenn es jedoch passiert, hilft gründliches Spülen mit klarem Wasser.
Die Anwendung dieser Haarspülung kann zu einer leichten Aufhellung der Haare führen.

SELLERIE-HAARSPÜLUNG

Zutaten: 2 Selleriestangen, 1 EL frischer Zitronensaft, 1 l Wasser

Zubereitung: Den Sellerie waschen, fein schneiden und mit dem zuvor zum Kochen gebrachten Wasser übergießen. Anschließend den Zitronensaft hinzufügen, das Ganze kurz verrühren und abgedeckt etwa eine Stunde ziehen lassen. Abschließend die Flüssigkeit durch ein Sieb filtern.

Anwendung: Die frisch gewaschenen Haare mit dem Selleriewasser gründlich spülen. Ein Nachspülen mit klarem Wasser ist nicht nötig.

☺ Diese Selleriespülung erfrischt das Haar und liefert ihm viele wichtige Vitamine.

BIRKEN-HAARSPÜLUNG

Zutaten: 2 EL Birkenblätter, 1 l Wasser

Zubereitung: Die Birkenblätter zerkleinern und mit dem zuvor zum Kochen gebrachten Wasser übergießen. Nach etwa zwei Stunden die Spülung filtern.

Anwendung: Die frisch gewaschenen Haare mit dem Birkenwasser gründlich spülen. Ein Nachspülen mit klarem Wasser ist nicht nötig.

☺ Diese Spülung macht die Haare weich und glänzend.

KRÄUTER-HAARSPÜLUNG

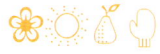

Zutaten: 1 EL Brennnessel oder 1 Teebeutel Brennnesseltee, 1 EL Kamille oder 1 Teebeutel Kamillentee, 1 EL oder 1 Teebeutel schwarzer Tee, 1 l Wasser

Zubereitung: Die Zutaten mit dem zuvor zum Kochen gebrachten Wasser übergießen. Nach etwa 30 Minuten die Spülung filtern und ausreichend abkühlen lassen.

Anwendung: Die frisch gewaschenen Haare mit dem Kräuterwasser gründlich spülen. Ein Nachspülen mit klarem Wasser ist nicht nötig.

😊 Diese Spülung hilft gegen Schuppen, macht die Haare weich und glänzend.

EICHENRINDEN-HAARSPÜLUNG

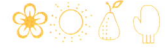

Zutaten: 2 EL Eichenrinde, 1 l Wasser

Zubereitung: Die Eichenrinde mit kochendem Wasser übergießen und abgedeckt etwa eine Stunde ziehen lassen. Abschließend die Flüssigkeit durch ein Sieb filtern.

Anwendung: Die frisch gewaschenen Haare mit dem Eichenrindenwasser gründlich spülen und mit einem Handtuch bedeckt ca. 15 Minuten wirken lassen. Abschließend die Spülung mit klarem Wasser auswaschen.

😊 Diese Spülung schenkt dem Haar Glanz und Elastizität.

❗ Diese Haarspülung kann zu einer leichten Verfärbung des Haares führen.

PREISELBEER-HAARSPÜLUNG

Zutaten: 3 EL Preiselbeeren, 1 l Wasser

Zubereitung: Die Beeren waschen, trocknen, in einem Mörser pürieren und mit dem zuvor zum Kochen gebrachten Wasser übergießen. Nach etwa 30 Minuten die Spülung filtern und ausreichend abkühlen lassen.

Anwendung: Die frisch gewaschenen Haare mit dem Preiselbeerwasser gründlich spülen. Ein Nachspülen mit klarem Wasser ist nicht nötig.

😊 Diese Spülung stärkt das Haar und hilft gegen Schuppen.

BIER-HAARSPÜLUNG

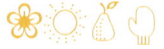

Zutaten: 500 ml Bier, 1 l Wasser

Zubereitung: Das Bier mit dem Wasser vermischen und auf eine für Sie angenehme Temperatur erwärmen.

Anwendung: Die frisch gewaschenen Haare mit der Bierspülung gründlich spülen. Ein Nachspülen mit klarem Wasser ist nicht nötig.

🙂 Diese Kur stärkt das Haar und schenkt ihm neuen Glanz.

LORBEER-HAARSPÜLUNG

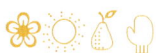

Zutaten: 10 Lorbeerblätter, 1 l Wasser

Zubereitung: Die Lorbeerblätter waschen, mit den Händen etwas ausdrücken und mit dem zuvor zum Kochen gebrachten Wasser übergießen. Das Ganze abgedeckt etwa 30 Minuten ziehen lassen. Abschließend die Flüssigkeit durch ein Sieb filtern und ausreichend abkühlen lassen.

Anwendung: Die frisch gewaschenen Haare mit dem Lorbeerwasser gründlich spülen und mit einem Handtuch bedeckt ca. 15 Minuten wirken lassen. Abschließend die Spülung mit klarem Wasser auswaschen.

🙂 Diese Spülung macht die Haare weich und glänzend.

HAGEBUTTEN-HAARSPÜLUNG

Zutaten: 5 reife Hagebutten (frisch oder getrocknet), 1 l Wasser

Zubereitung: Die Früchte waschen, abtrocknen, halbieren und mit dem zuvor zum Kochen gebrachten Wasser übergießen. Das Ganze abgedeckt etwa 1 Stunde ziehen lassen. Abschließend die Flüssigkeit durch ein Sieb filtern.

Anwendung: Die frisch gewaschenen Haare mit dem Hagebuttenwasser gründlich spülen. Ein Nachspülen mit klarem Wasser ist nicht nötig.

🙂 Diese Haarspülung hat antioxidative Wirkung und stärkt das Haar.

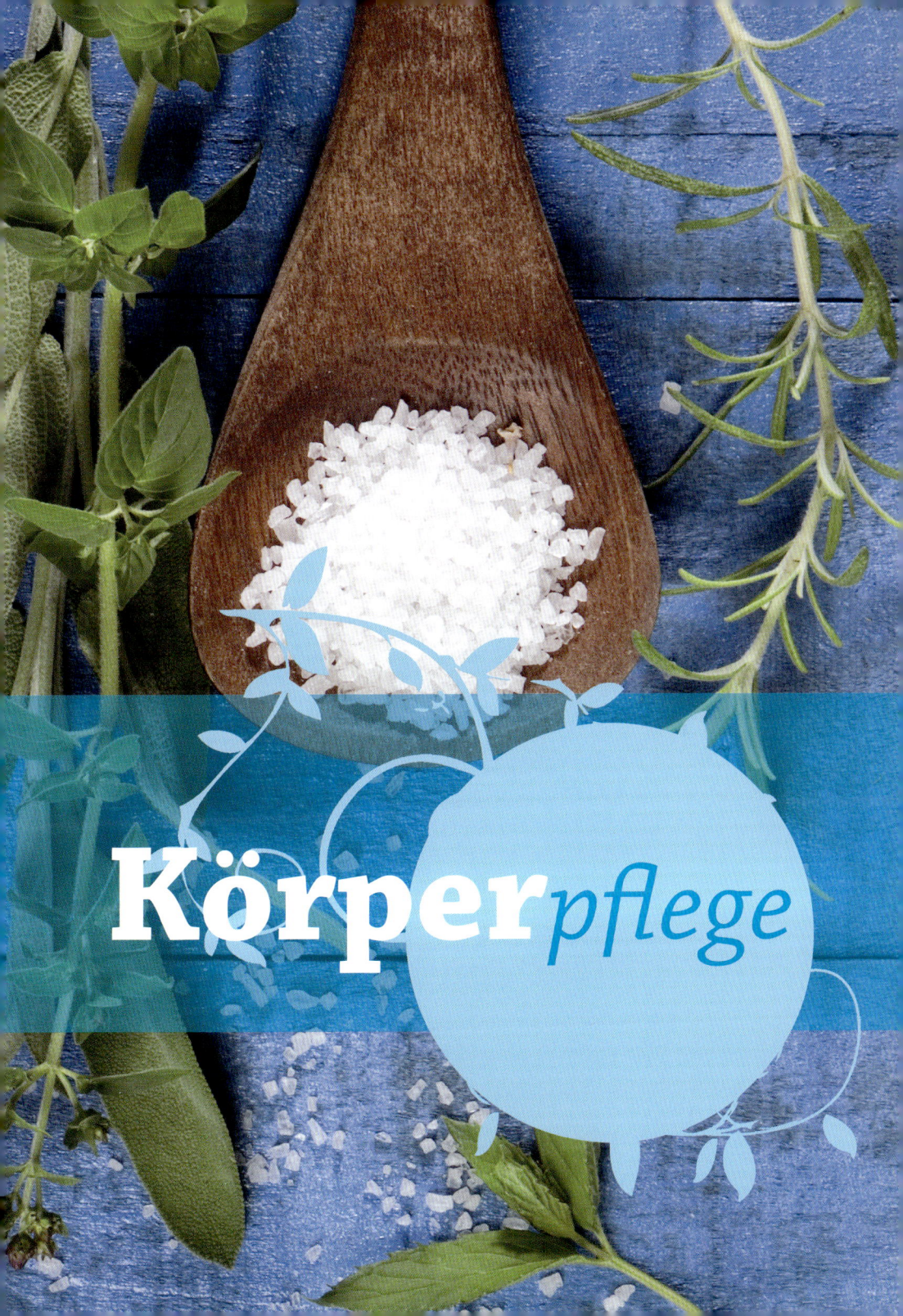

Körper*pflege*

Damit wir uns in unserer Haut wohlfühlen können, gibt es einiges, was wir beachten sollten, denn »Schönheit kommt auch von innen«! Dass es sich hierbei nicht nur um eine Floskel, sondern vielmehr um eine tiefsinnige Wahrheit handelt, sollten Sie sich bei allen Bemühungen, Ihrer Haut etwas Gutes zu tun, vor Augen halten. Jegliche Pflege mit den unterschiedlichsten Anwendungen kann zu keinem Erfolg führen, wenn die inneren Aspekte unberücksichtigt bleiben. Was aber sind diese inneren Aspekte? Was kann, ja muss man tun?

Grundsätzlich ist es wichtig, eine positive Einstellung zu sich und seiner Umwelt zu finden. Schenken Sie sich liebevolle Aufmerksamkeit. Wer liebt und geliebt wird, erstrahlt viel eher und intensiver zu einer gesunden, natürlichen Schönheit als ein Mensch, der sich selbst nicht zu lieben vermag.

Es ist außerdem wichtig, genügend zu schlafen. Der Mensch braucht nach einem Arbeitstag ausreichend Ruhe, um sich zu erholen und das Erlebte zu verarbeiten.

Vermeiden Sie möglichst Stress. Gehen Sie einfach einmal morgens fünf Minuten eher aus dem Haus. Schon kann Sie ein kleiner Stau oder ein Müllwagen, der Sie behindert, nicht mehr so leicht aus der Ruhe bringen.

Ein wichtiger Gesichtspunkt ist sicherlich auch die Ernährung. Wenn es geht, verzichten Sie auf Alkohol und Zigaretten. Essen Sie viel frisches Obst und Gemüse.

Vermeiden Sie eine übermäßige Fettaufnahme mit dem Essen.

»Du bist, was du isst«, heißt es im Volksmund. Richtige Ernährung ist die Voraussetzung für eine gesunde und schöne Haut. Nur mit ihr kann man dem Körper helfen, so lang wie möglich fit und jung zu bleiben. Gesunde Ernährung heißt vor allem, auf eine möglichst natürliche und abwechslungsreiche Kost zu achten.

Gerade Obst und Gemüse sorgen für eine straffe Haut und einen strahlenden Teint. Ernährungsexperten empfehlen, täglich zwei Portionen Obst und drei Portionen Gemüse zu sich zu nehmen. Brot, Nudeln, Reis, Getreideflocken (am besten aus Vollkorn) sowie Kartoffeln bilden die Grundlage einer ausgewogenen und gesunden Ernährung. Wer nicht auf Fleisch und Fisch verzichten möchte, sollte auf einen möglichst bewussten und mäßigen Verzehr dieser Lebensmittel achten.

Zucker, Salz, Eier und Fette sollten Sie ebenfalls nur in Maßen verwenden.

Einseitige Essgewohnheiten und extreme Hungerkuren zeigen sich an Haut, Haaren und Fingernägeln. Die Haut wird trocken, dünn und verliert an Spannkraft. Fingernägel brechen leichter und die Haare verlieren an Glanz.

Vitamine und Mineralstoffe sind für Haut und Haare unentbehrlich. Sie sind an vielen Vorgängen des Stoffwechsels beteiligt und gelten als wichtige Nährstoffe für eine gesunde Haut. Eine vielfältige Ernährung ist der Garant dafür, dass der Körper alle nötigen Vitamine und Mineralstoffe bekommt. Bei einer ausgeglichenen Ernährung kann der gesunde Mensch getrost auf künstliche Präparate verzichten. Zur richtigen Ernährung gehört auch, ausreichend zu trinken. Viel trinken gilt daher als absoluter Schönheitstipp! Nur mit einer gesunden Ernährung und ausreichender Flüssigkeitsaufnahme kann sich Ihre Haut von ihrer schönsten Seite zeigen. Wasser bedeutet Leben. Erwachsene sollten täglich mindestens zwei Liter Flüssigkeit zu sich nehmen. Wenn durch Schwitzen, z.B. durch sportliche Aktivität oder im Sommer, wenn die Sonne scheint, der Körper mehr Flüssigkeit verliert als normalerweise, sogar noch mehr.

Ohne unsere Sonne geht auf der Welt gar nichts. Sie schenkt uns Wärme und Licht, ist Nahrung für die Seele. Jedoch, so unverzichtbar sie auch für uns ist, kann sie – insbesondere für unsere Haut – auch schädlich sein. Setzen wir unseren Körper zu lange oder zu intensiv der Sonne aus, kann das zu einer dramatischen Schädigung führen. Was am Anfang eine schöne Bräune darstellt, kann sich im Alter rächen. Die Spätfolgen können sein: frühes Auftreten von Falten, Altersflecken und im schlimmsten Fall Hautkrebs. Medizinische Untersuchungen haben ergeben, dass viele Menschen, die später an Hautkrebs erkranken, ihren Körper in jungen Jahren zu stark der Sonne ausgesetzt haben. Natürlich ist der Besuch in einem Sonnenstudio hinsichtlich der Risiken ebenfalls kritisch zu betrachten. Schönheitsideale sind oft eine Frage der Mode. So kann sich, was heute noch schön und attraktiv erscheint, schon morgen ins Gegenteil wandeln. Sonnengebräunte Haut sollte nicht um jeden Preis angestrebt werden.

So schön der Sommer mit seinen sonnigen Tagen auch sein kann, vergessen Sie nicht, Ihre Haut angemessen zu schützen. Verwenden Sie deshalb verantwortungsvoll Hautpflegemittel und wählen Sie die richtige Kleidung.

Diese Aspekte sollten Sie auf jeden Fall berücksichtigen. Nicht die äußere Pflege allein vermag es, Ihnen Schönheit und Ausstrahlung zu verleihen. Haut, Haare und Fingernägel sind in gewisser Weise der Spiegel unseres Innenlebens, unseres Seelenlebens. Es ist daher sehr wichtig, diese Grundlagen zu verstehen und möglichst auch zu verinnerlichen.

Die Haut ist das größte Organ unseres Körpers. Sie beansprucht circa 16 Prozent des gesamten Körpergewichts für sich. Je nach Körpergröße kann sie eine Fläche von bis zu zwei Quadratmetern aufweisen. Sie ist, je nach Körperregion, ein bis vier Millimeter dick. Am kräftigsten ist sie an den Handinnenflächen und den Fußsohlen. Die dünnsten Hautpartien stellen die Achselhöhlen und Augenlider dar. Unsere Haut erfüllt Tag für Tag zahlreiche lebensnotwendige Funktionen: Sie regelt sowohl unsere Körpertemperatur als auch den Wasserhaushalt und verarbeitet Sinneseindrücke. Tagaus, tagein schützt sie uns vor Krankheiten und schädlichen Umwelteinflüssen wie Kälte, Hitze und Strahlung.

Außerdem umhüllt sie den Körper und bildet so die Grenze zur Außenwelt.

Gerade deshalb sollten wir sie mittels der richtigen Pflege in ihrer Arbeit unterstützen.

Körperpeelings

Körperpeelings sind ein Genuss für Körper und Seele. Sie reinigen die Haut bis in die Tiefe und schenken ihr Glätte, Weichheit und Elastizität. Zudem wirken sie durchblutungsfördernd und dem Feind vieler Frauen, der Cellulitis, entgegen.

Die hier vorgestellten Peelings enthalten Substanzen, die in ihrer Wirkung denen der Masken entsprechen. Sie säubern demnach nicht nur die Haut, sondern liefern ihr zudem wertvolle Nährstoffe. Grundsätzlich sollten Peelings nur auf sauberer Haut angewandt werden.

Das Auftragen eines Peelings kann sowohl mit der Hand als auch mit einem Schwamm oder Waschlappen erfolgen.

Halten Sie sich bitte an die folgenden Grundregeln:

- Bei Hautproblemen fragen Sie vor der Anwendung eines Peelings unbedingt Ihren Arzt, ob diese Form der Hautpflege für Sie geeignet ist. Im Zweifelsfall entscheiden Sie sich lieber dagegen.

- Ein Körperpeeling sollte stets nur vorsichtig durchgeführt werden. Das gilt insbesondere, wenn noch Unerfahrenheit auf dem Gebiet besteht und bei der Verwendung neuer, noch nicht erprobter Inhaltsstoffe. Testen Sie die Verträglichkeit des Peelings an einer kleinen Hautstelle. Erst wenn Sie sich von der Verträglichkeit überzeugt haben, sollte eine komplette Anwendung erfolgen.

- Das Auftragen eines Körperpeelings kann in kreisenden Bewegungen erfolgen. Sollten Sie diesbezüglich andere Vorlieben haben, gehen Sie ihnen ruhig nach. Nur achten Sie darauf, Ihre Haut nicht überzustrapazieren. Eine langsame und sanfte Vorgehensweise ist ratsam. Verletzungen der Haut gilt es unbedingt zu vermeiden.

- Die Haut sollte vor der Anwendung sauber und feucht sein. Ein Peeling lässt sich auf feuchter Haut deutlich besser auftragen und ist wesentlich verträglicher als auf der trockenen Haut. Die Anwendung unmittelbar nach dem Baden oder Duschen vorzunehmen ist deshalb sinnvoll.

- Peelings können zu einer leichten Aufhellung der Haut führen.
- Je nach Grobkörnigkeit des Peelings und der individuellen Hautempfindlichkeit können Peelings unterschiedlich oft angewandt werden. Eine ein- bis zweimalige Anwendung in der Woche sollte jedoch genügen. Ein wenig Gefühl und Intuition für den eigenen Körper kann sehr unterstützend und hilfreich sein. Im Zweifel lieber etwas weniger als zu viel.

»TIPP

- Verwöhnen Sie Ihren Körper nach einem Peeling mit Kokosbutter bzw. Oliven- oder Mandelöl. Das macht die Haut besonders weich und geschmeidig.
- Für besondere Tage oder Stunden können Sie einem Mandelöl ein paar Tropfen Ihres Lieblingsparfüms beimischen. Das Auftragen und leichte Einmassieren kann einen ganz besonderen Genuss darstellen.
- Unabhängig von der Verwendung eines Peelings können Sie sich und Ihrem Körper vor dem Zubettgehen etwas Gutes tun. Massieren Sie dazu mit einem feuchten, warmen Schwamm Ihren ganzen Körper. Das hilft wunderbar gegen trockene Haut und verbessert deren Durchblutung. Des Weiteren macht es die Haut stärker und widerstandsfähiger. Die ganze Prozedur dauert nur etwa fünf Minuten und ist in ihrer Wirkung nicht zu unterschätzen.

MILCHREIS-KÖRPERPEELING

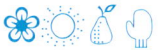

Zutaten: 3 EL ungekochter Milchreis, 3 EL saure Sahne

Zubereitung: Den Milchreis in einem Mörser zu feinem »Sand« zerkleinern und mit der sauren Sahne gut verrühren.

Anwendung: Das Peeling auf die nasse Haut auftragen und mit kreisenden Bewegungen leicht einmassieren. Abschließend das Peeling mit klarem, warmem Wasser gründlich abwaschen und den Körper mit einem weichen Tuch abtrocknen.

☺ Dieses Peeling reinigt die Haut und verbessert deren Durchblutung.

! Da es sich hierbei um ein relativ hartes Peeling handelt, ist es für die dünne und empfindliche Haut nicht zu empfehlen.

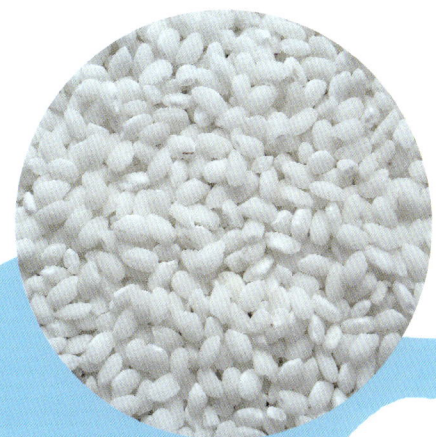

HAFERFLOCKEN-KÖRPERPEELING

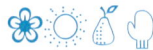

Zutaten: 4 EL Haferflocken, 7 EL Möhrensaft

Zubereitung: Die zuvor in einem Mixer zerkleinerten Haferflocken mit dem Möhrensaft gründlich zu einem Brei verrühren.

Anwendung: Das Peeling auf die nasse Haut auftragen und mit kreisenden Bewegungen leicht einmassieren. Abschließend das Peeling mit klarem, warmem Wasser gründlich abwaschen und den Körper mit einem weichen Tuch abtrocknen.

☺ Hierbei handelt es sich um ein sehr weiches und schonendes Peeling, das gerade bei empfindlicher Haut zu empfehlen ist.

MEERSALZ-KÖRPERPEELING

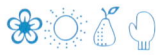

Zutaten: 3 EL feines Meersalz, 2 EL Olivenöl

Zubereitung: Das Meersalz mit dem Olivenöl gut verrühren.

Anwendung: Das Peeling auf die nasse Haut auftragen und mit kreisenden Bewegungen leicht einmassieren. Abschließend das Peeling mit klarem, warmem Wasser gründlich abwaschen und den Körper mit einem weichen Tuch abtrocknen.

☺ Dieses Peeling macht die Haut glatt und zart.

»TIPP Da sich das Salz sehr schnell auflöst, sollte dieses Peeling sofort nach der Herstellung verwendet werden.

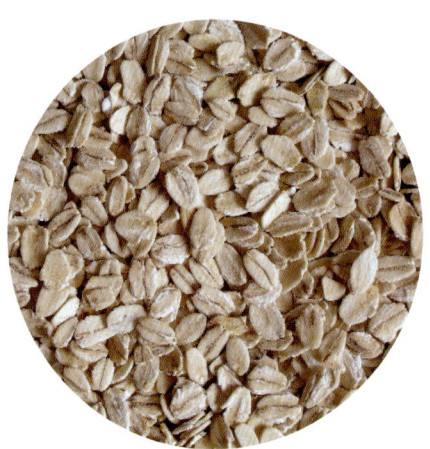

KAFFEESATZ-KÖRPERPEELING

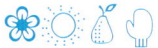

Zutaten: 3 EL Kaffeesatz, 2 EL Crème fraîche

Zubereitung: Den Kaffeesatz (nach dem Kaffeekochen aus dem Filter entnehmen) zusammen mit der Crème fraîche gründlich verrühren.

Anwendung: Das Peeling auf die nasse Haut auftragen und mit kreisenden Bewegungen leicht einmassieren. Abschließend das Peeling mit klarem, warmem Wasser gründlich abwaschen und den Körper mit einem weichen Tuch abtrocknen.

☺ Diese Anwendung schenkt der Haut ein Gefühl von »Eingecremtsein« in Verbindung mit einem angenehmen Kaffeearoma.

ZUCKER-KÖRPERPEELING

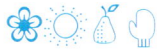

Zutaten: 5 EL brauner Zucker (oder zerkleinerter Kandis), 7 EL Schlagsahne

Zubereitung: Die Schlagsahne mit einem Schneebesen oder mit einem elektrischen Handrührer steif schlagen und mit dem Zucker gut verrühren.

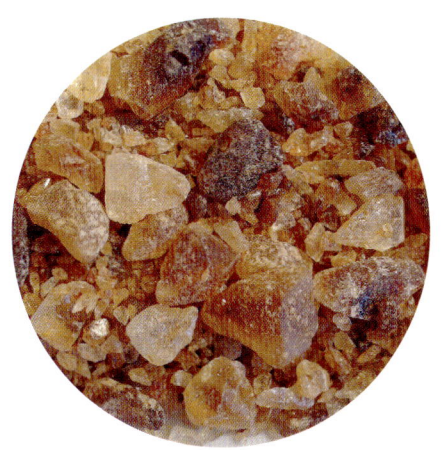

Anwendung: Das Peeling auf die nasse Haut auftragen und mit kreisenden Bewegungen leicht einmassieren. Abschließend das Peeling mit klarem, warmem Wasser gründlich abwaschen und den Körper mit einem weichen Tuch abtrocknen.

☺ Diese Anwendung macht die Haut weich und geschmeidig.

»TIPP Da sich der Zucker sehr schnell auflöst, sollte dieses Peeling sofort nach der Herstellung verwendet werden. Statt Zucker kann man auch Kandis benutzen. Kandis lässt sich sehr einfach und schnell in einem Mörser zerkleinern.

SCHOKOLADEN-KÖRPERPEELING

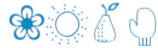

Zutaten: 25 g bittere Schokolade, 3 EL Honig, 2 EL Olivenöl

Zubereitung: Die Schokolade auf einer Reibe (feinste Stufe) zerkleinern. Danach den Honig mit dem Öl gut vermischen und abschließend die Schokolade hinzugeben und alles gut miteinander verrühren.

Anwendung: Das Peeling auf die nasse Haut auftragen und mit kreisenden Bewegungen leicht einmassieren. Abschließend das Peeling mit klarem, warmem Wasser gründlich abwaschen und den Körper mit einem weichen Tuch abtrocknen.

☺ Es handelt sich hierbei um ein sehr feines Peeling, das auch für die empfindliche Haut geeignet ist. Nach der Anwendung duftet die Haut angenehm nach Schokolade und fühlt sich zart und geschmeidig an.

ERDBEER-KÖRPERPEELING

Zutaten: 5 große, frische, reife Erdbeeren, 1 EL Honig, 2 EL Haferflocken

Zubereitung: Die Erdbeeren waschen, trocknen, entstielen, mit einer Gabel gründlich pürieren und mit dem Honig verrühren. Die zuvor in einem Mixer zerkleinerten Haferflocken hinzufügen und alle Zutaten gut miteinander zu einem Brei verrühren.

Anwendung: Das Peeling auf die nasse Haut auftragen und mit kreisenden Bewegungen leicht einmassieren. Abschließend das Peeling mit klarem, warmem Wasser gründlich abwaschen und den Körper mit einem weichen Tuch abtrocknen.

☺ Diese Anwendung verwöhnt die Haut auf angenehme Art und Weise und ist selbst für den sehr empfindlichen Hauttyp geeignet.

»TIPP Statt Haferflocken können auch Mandeln verwendet werden.

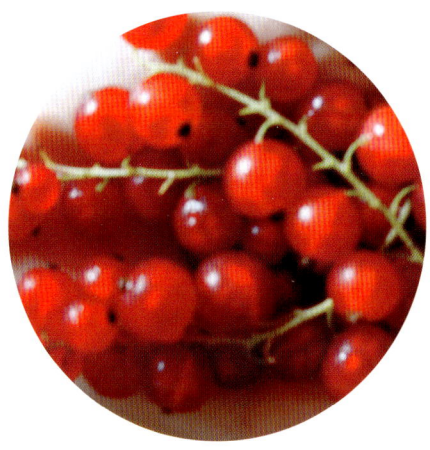

☺ Dieses Peeling reinigt nicht nur die Haut, sondern liefert ihr auch viele wertvolle Vitamine.

MEERSALZ-HONIG-KÖRPERPEELING

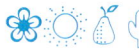

Zutaten: 4 EL Meersalz, 3 EL Honig

Zubereitung: Das Meersalz mit dem Honig gut verrühren.

Anwendung: Das Peeling auf die nasse Haut auftragen und mit kreisenden Bewegungen leicht einmassieren. Abschließend das Peeling mit klarem, warmem Wasser gründlich abwaschen und den Körper mit einem weichen Tuch abtrocknen.

☺ Die feinen Meersalzkristalle entfernen sanft trockene Hautschuppen und verbessern die Durchblutung der Haut. Der Honig macht sie zudem zart und geschmeidig.

»TIPP Da sich das Salz sehr schnell auflöst, sollte dieses Peeling sofort nach der Herstellung verwendet werden.

ROTE-JOHANNISBEEREN-KÖRPERPEELING

Zutaten: 1 Handvoll Rote Johannisbeeren, 2 EL Honig, 2 TL Kaffeesatz

Zubereitung: Die Beeren waschen, trocknen und in einem Mörser gründlich pürieren. Danach den Honig und den Kaffeesatz hinzugeben und alles gut miteinander verrühren.

Anwendung: Das Peeling auf die nasse Haut auftragen und mit kreisenden Bewegungen leicht einmassieren. Abschließend das Peeling mit klarem, warmem Wasser gründlich abwaschen und den Körper mit einem weichen Tuch abtrocknen.

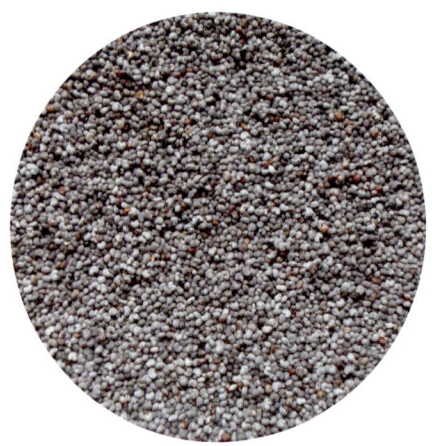

! Da es sich hierbei um ein relativ hartes Peeling handelt, ist es für die dünne und empfindliche Haut nicht zu empfehlen.

»TIPP Bei empfindlicher Haut sollte der Mohn in einem Mörser gründlich zerdrückt werden.

MOHN-KÖRPERPEELING

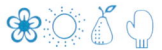

Zutaten: 3 EL Mohn, 3 EL Schlagsahne

Zubereitung: Die Schlagsahne mit einem Schneebesen oder mit einem elektrischen Handrührer steif schlagen und mit dem Mohn gut verrühren.

Anwendung: Das Peeling auf die nasse Haut auftragen und mit kreisenden Bewegungen leicht einmassieren. Abschließend das Peeling mit klarem, warmem Wasser gründlich abwaschen und den Körper mit einem weichen Tuch abtrocknen.

☺ Dieses Peeling reinigt die Haut, befreit sie von Hautschüppchen und verbessert ihre Durchblutung.

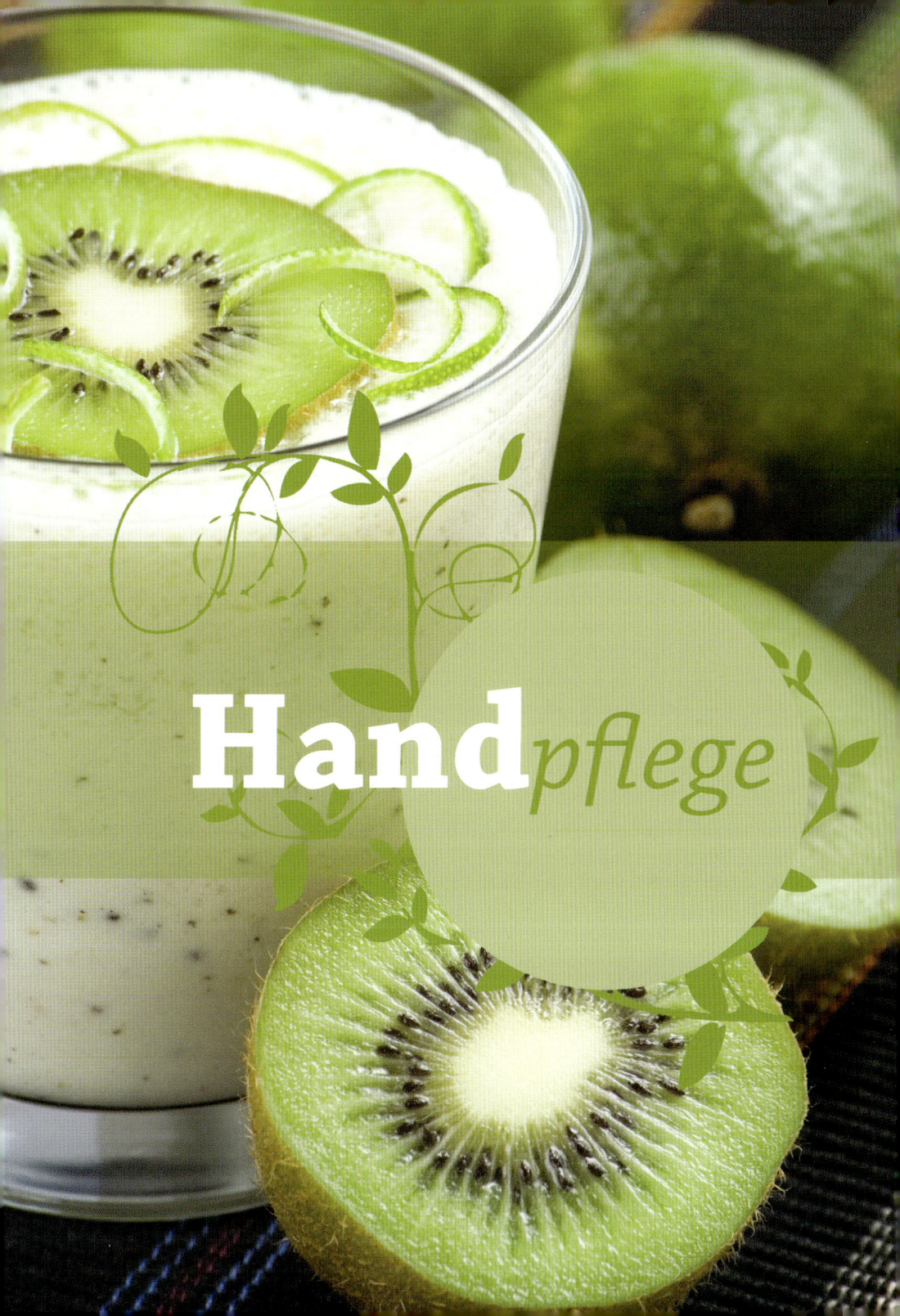

Hand*pflege*

Der Alltag mit seinen ganz normalen täglichen Pflichten und Aufgaben (sowohl in der Arbeit als auch Zuhause) beansprucht unsere Hände stark. Die Hände sind bei fast allen Tätigkeiten beteiligt. Gerade auch die sich immer wiederholenden Hausarbeiten wie Geschirrspülen, Wäschewaschen, Fußbodenwischen, Fensterputzen etc. machen es nicht gerade leicht, schöne Hände zu behalten. Ohne Schutz und angemessene Pflege sehen die Hände bald alt und trocken aus.

Es gilt deshalb, die schwer arbeitenden Hände prophylaktisch zu schützen und ihnen mit einer angemessenen, speziell abgestimmten Pflege Gutes zu tun.

Schöne und gepflegte Hände auch für arbeitende Menschen sind nicht nur ein Traum. Es ist vielleicht weniger schwierig und aufwendig, als Sie denken.

Einige Regeln und Tipps für schöne und gepflegte Hände und Fingernägel:

- Cremen Sie Ihre Hände mehrmals täglich ein. Statt gewöhnlicher Handcreme verwenden Sie am besten natürliche, reine Öle, wie Mandelöl, Olivenöl und Walnussöl. Wertvolle naturbelassene Öle pflegen die Hände und schützen sie vor unangenehmer Austrocknung.
- Ganz wichtig! Verrichten Sie Ihre täglichen Hausarbeiten möglichst mit Gummihandschuhen. Gummihandschuhe gibt es in fast allen Drogeriemärkten und Kaufhäusern für wenig Geld. Sie schützen vorbeugend die Hände und unterstützen somit eine optimale Pflege. Gerade Putzmittel können nen aufgrund ihrer zum Teil aggressiven Inhaltsstoffe den Händen sehr schaden. Aber auch mildere Spülmittel oder schon der alleinige, häufige Kontakt mit Wasser ist für die Haut der Hände auf Dauer schädlich.
- Waschen Sie Ihre Hände vorzugsweise mit lauwarmem Wasser. Zu heißes oder sehr kaltes Wasser macht die Haut grob, trocken und vielleicht sogar rissig.
- Pflegen Sie Ihre Hände möglichst regelmäßig. Handbäder, Masken und Peelings können Ihnen bei regelmäßiger Anwendung zu lange jung aussehenden Händen verhelfen. Versuchen Sie, ein- bis zweimal in der Woche Ihre Hände besonders zu pflegen. Sie werden es Ihnen danken.
- Sehr angenehm ist zudem der Umstand, dass die Hausarbeit und die Verwendung von Handmasken gleichzeitig durchgeführt werden können. So muss trotz Zeitmangel nicht auf die wichtige Pflege der Hände verzichtet werden. Ziehen Sie dafür einfach über die aufgetragene Handmaske dünne Gummihandschuhe. So können die Masken wirken, während Sie der täglichen Arbeit nachkommen.

- Von Zeit zu Zeit ist eine gründliche Reinigung mittels eines Peelings sinnvoll. Es können dafür die Rezepte der Körperpeelings genutzt werden. Solche Peelings entfernen auf sanfte Art abgestorbene Hautschüppchen und verbessern die Mikrozirkulation der Haut.

Handmasken

Handmasken stellen eine einfache und doch sehr wirkungsvolle Methode dar, um die Hände mit wertvollen Vitaminen zu versorgen und sie über die Jahre hinweg in guter Form zu halten. Sie heilen spröde Haut und machen sie wieder glatt und geschmeidig. Die im Folgenden vorgestellten Handmasken sind sehr wirksam und zugleich schonend.

Beachten Sie bitte auch hier folgende Grundsätze:

- Alle Zutaten sollen stets frisch und von hoher Qualität sein.
- Verwenden Sie Handmasken möglichst direkt nach deren Herstellung. Bleiben sie zu lange ungenutzt stehen, verlieren sie schnell an Ansehnlichkeit und Wirksamkeit.
- Massieren Sie die Masken möglichst sanft ein, das verbessert deutlich deren positive Wirkung.

- Tragen Sie nach dem Auftragen der Masken Gummihandschuhe bzw. bei reinen Ölmasken besser Stoffhandschuhe. Zum einen wird so die Wirkung der Masken verbessert, zum anderen können Sie weiterhin tätig sein.
- Das Abnehmen der Masken sollte mit angenehm lauwarmem Wasser erfolgen.

KARTOFFEL-HANDMASKE

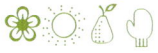

Zutaten: 1 kleine Kartoffel, 2 EL Milch

Zubereitung: Eine ungeschälte Kartoffel kochen, abkühlen lassen, pellen und gründlich mit einer Gabel pürieren. Die Milch etwas erwärmen und mit der pürierten Kartoffel zu einer einheitlichen Masse verrühren.

Anwendung: Die noch warme Maske (nicht zu heiß) gleichmäßig auf die Hände auftragen, leicht einmassieren und ca. 20 Minuten wirken lassen. Abschließend die Hände mit lauwarmem Wasser waschen und abtrocknen.

☺ Diese Maske macht die Haut weich und elastisch.

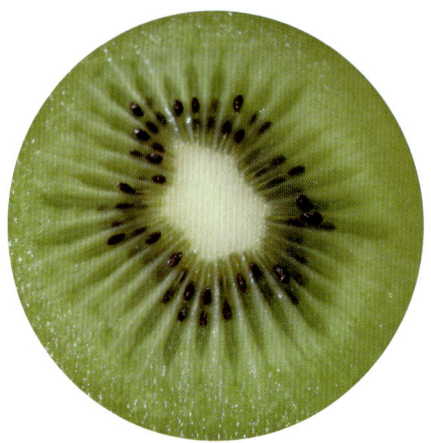

glättende Wirkung. Haferflocken und Kiwi haben den positiven Nebeneffekt eines Peelings.

»TIPP Wenn der Honig zu hart sein sollte, kann ein vorsichtiges Erwärmen im Wasserbad schnell helfen. Der Honig wird wieder flüssig und lässt sich mit den anderen Zutaten leicht vermischen.

BROT-HANDMASKE

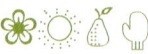

Zutaten: 1/2 Scheibe Vollkornbrot, 6 EL Milch

Zubereitung: Das Brot in möglichst kleine Stücke bröseln und mit der zuvor leicht erwärmten Milch zu einem Brei verrühren. Das Ganze ca. 3 Minuten stehen lassen, sodass das Brot etwas aufquellen kann.

Anwendung: Die noch warme Maske gleichmäßig auf die Hände auftragen, leicht einmassieren und ca. 20 Minuten wirken lassen. Abschließend die Hände mit lauwarmem Wasser waschen und abtrocknen.

☺ Diese Maske sorgt für eine glatte und elastische Haut.

KIWI-HANDMASKE

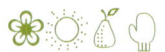

Zutaten: 1/2 Kiwi, 1/3 Banane, 1 TL Honig, 2 TL Haferflocken

Zubereitung: Die Kiwi und die Banane schälen, mit einer Gabel gründlich pürieren und mit dem Honig gut vermischen. Anschließend die zuvor in einem Mixer zerkleinerten Haferflocken hinzugeben und alle Zutaten gut miteinander verrühren.

Anwendung: Die Maske gleichmäßig auf die Hände auftragen, leicht einmassieren und ca. 15 Minuten wirken lassen. Danach die Hände mit lauwarmem Wasser waschen und abtrocknen.

☺ Diese Maske macht die Hände weich und geschmeidig und hat zudem eine

EIGELB-HANDMASKE

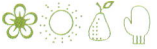

Zutaten: 1 Eigelb, 1 EL Honig, 1 TL Mehl

Zubereitung: Das Eigelb mit dem Honig zu einer gleichmäßigen Konsistenz vermischen. Anschließend das Mehl hinzugeben und alle Zutaten zu einer glatten Creme verrühren.

Anwendung: Die Maske gleichmäßig auf die Hände auftragen, leicht einmassieren und ca. 20 Minuten wirken lassen. Abschließend die Hände mit lauwarmem Wasser waschen und abtrocknen.

☺ Diese Maske eignet sich besonders bei trockenen und rissigen Händen.

»TIPP Wenn der Honig zu hart sein sollte, kann ein vorsichtiges Erwärmen im Wasserbad schnell helfen. Der Honig wird wieder flüssig und lässt sich mit den anderen Zutaten leicht vermischen.

HIMBEER-HANDMASKE

Zutaten: etwa 10 frische, reife Himbeeren, 1 TL Quark, 1/2 TL Honig

Zubereitung: Die Beeren waschen, trocknen und mit einer Gabel pürieren. Anschließend alle Zutaten gut miteinander verrühren.

Anwendung: Die Maske gleichmäßig auf die Hände auftragen, leicht einmassieren und ca. 10 Minuten wirken lassen. Abschließend die Hände mit lauwarmem Wasser waschen und abtrocknen.

☺ Diese Kur hat eine erfrischende und tonisierende Wirkung.

»TIPP Wenn der Honig zu hart sein sollte, kann ein vorsichtiges Erwärmen im Wasserbad schnell Abhilfe schaffen. Der Honig wird wieder flüssig und lässt sich mit den anderen Zutaten leicht vermischen.

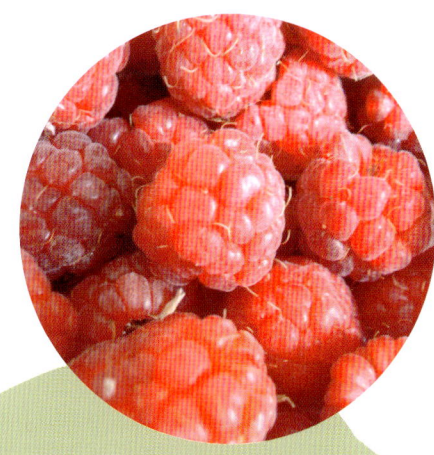

SELLERIE-HANDMASKE

Zutaten: 1 kleine frische Selleriestange, 1 TL Crème fraîche, 1 TL Mehl

Zubereitung: Den Sellerie waschen und abtrocknen. Den Sellerie in kleine Stücke schneiden und in einem Mörser zu einem gleichmäßigen Brei pürieren. Danach das Selleriepüree mit der Crème fraîche gründlich vermischen. Abschließend das Mehl hinzugeben und alle Zutaten zu einer gleichmäßigen Masse verrühren.

Anwendung: Die Maske gleichmäßig auf die Hände auftragen, leicht einmassieren und ca. 15 Minuten wirken lassen. Abschließend die Hände mit lauwarmem Wasser waschen und abtrocknen.

☺ Diese Maske liefert der Haut viele wichtige Vitamine und macht sie weich und geschmeidig.

LEINÖL-HANDMASKE

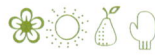

Zutaten: 1 EL Leinöl, 1 Eigelb, 1 TL Honig, 1 TL Zitronensaft

Zubereitung: Alle Zutaten gründlich zu einer gleichmäßigen Konsistenz vermischen.

Anwendung: Die Maske gleichmäßig auf die Hände auftragen, leicht einmassieren und ca. 30 Minuten wirken lassen. Abschließend die Hände mit lauwarmem Wasser waschen und abtrocknen.

☺ Leinöl macht trockene Haut wieder weich und geschmeidig.

»TIPP Wenn der Honig zu hart sein sollte, kann ein vorsichtiges Erwärmen im Wasserbad schnell Abhilfe schaffen. Der Honig wird wieder flüssig und lässt sich mit den anderen Zutaten leicht vermischen.

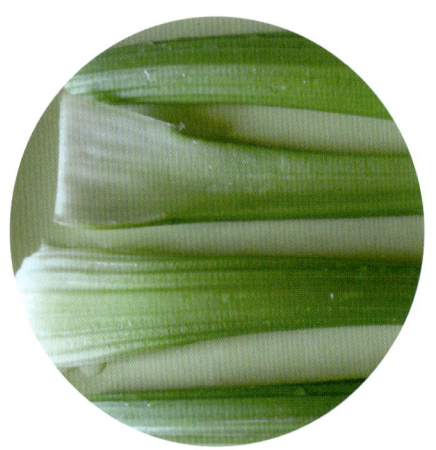

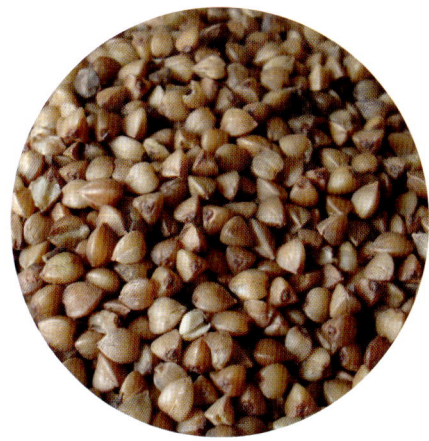

BUCHWEIZEN-HANDMASKE

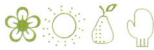

Zutaten: 2 EL Buchweizen, 1 EL Joghurt

Zubereitung: Buchweizen kochen. Anschließend den gekochten Buchweizen gründlich mit einer Gabel oder in einem Mörser pürieren und mit dem Joghurt gut vermischen.

Anwendung: Die noch warme Maske gleichmäßig auf die Hände auftragen, leicht einmassieren und ca. 15 Minuten wirken lassen. Abschließend die Hände mit lauwarmem Wasser waschen und abtrocknen.

☺ Diese Kur hilft bei spröder und rissiger Haut.

OLIVENÖL-HANDMASKE

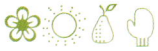

Zutaten: 2 TL Olivenöl

Zubereitung: Das Öl etwas erwärmen.

Anwendung: Das leicht erwärmte Öl gleichmäßig auf die Hände auftragen, leicht einmassieren und ca. eine Stunde wirken lassen. Bei dieser Maske ist das Tragen von Baumwollhandschuhen ratsam. Nach der Anwendungszeit die Hände mit einem Tuch abtupfen.

☺ Diese Kur eignet sich besonders für die kalte Jahreszeit, in der die Haut unter Trockenheit leidet. Sie macht die Haut wieder weich und zart.

»TIPP Um die Intensität dieser Kur zu verstärken (zum Beispiel bei rissiger oder sehr spröder Haut), bietet sich die Anwendung vor dem Zubettgehen an, sodass die Maske die ganze Nacht über wirken kann.

AVOCADO-HANDMASKE

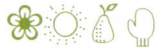

Zutaten: 1/4 reife Avocado, 1 TL Crème fraîche

Zubereitung: Das Fruchtfleisch der Avocado mit einer Gabel gründlich pürieren und mit der Crème fraîche zu einer glatten Creme verrühren.

Anwendung: Die Maske gleichmäßig auf die Hände auftragen, leicht einmassieren und ca. 20 Minuten wirken lassen. Abschließend die Hände mit lauwarmem Wasser waschen und abtrocknen.

☺ Diese Maske macht trockene Haut wieder zart und elastisch.

»TIPP Eine reife Avocado kann man daran erkennen, dass sie auf Fingerdruck leicht nachgibt.

Handbäder

Handbäder stellen eine gute Alternative zu den zuvor beschriebenen Handmasken dar. Das Handbad kann für unterschiedliche Bedürfnisse genutzt werden, entweder ist es erfrischend und tonisierend oder erwärmend und entspannend.

Für welches Sie sich auch entscheiden, beide dienen dem Wohlergehen der Haut. Sie haben pflegende Wirkung und machen die Haut weich, samtig und zart.

Darüber hinaus wirken sich Handbäder positiv auf die Fingernägel aus. Sie stärken sie und schenken ihnen wichtige Nährstoffe.

Die Wassertemperatur kann je nach Lust und Laune frei gewählt werden. Natürlich wirkt etwas kühleres Wasser eher erfrischend, während wärmeres Wasser der Beruhigung dient. Achten Sie nur darauf, die Temperatur nicht zu kalt oder zu heiß zu wählen.

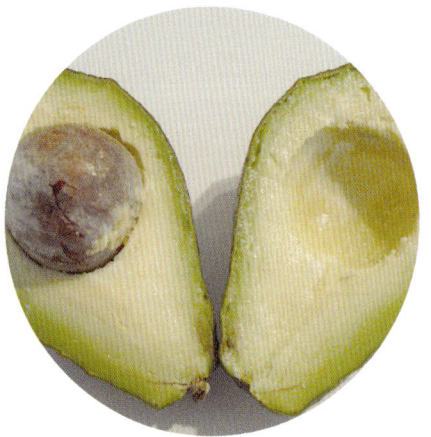

KARTOFFELWASSER-HANDBAD

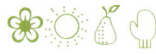

Zutaten: ca. 1 l Wasser, ca. 5 mittelgroße Kartoffeln

Zubereitung: Die Kartoffeln schälen und kochen. Anschließend das Kartoffelwasser in eine Schale geben und ausreichend abkühlen lassen.

Anwendung: In dem abgekühlten Kartoffelwasser die Hände ca. 20 Minuten baden. Abschließend die Hände mit klarem, lauwarmem Wasser waschen und abtrocknen.

☺ Dieses Handbad schützt die Haut vor Austrocknung, macht sie weich und elastisch.

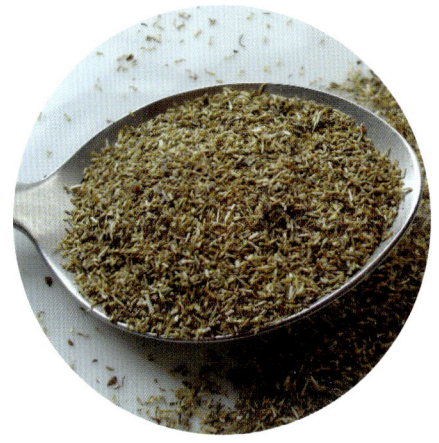

KAMILLEN-HANDBAD

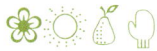

Zutaten: 1 EL Kamille oder 1 Teebeutel Kamillentee, 500 ml Wasser

Zubereitung: Kamille in eine Schale geben und mit dem zuvor zum Kochen gebrachten Wasser übergießen. Nach ca. 10 Minuten den Aufguss falls nötig durch ein Sieb filtern und so weit abkühlen lassen, bis er eine für Sie angenehme Temperatur erreicht hat.

Anwendung: In diesem Aufguss die Hände ca. 20 Minuten baden. Abschließend die Hände mit klarem, lauwarmem Wasser waschen und abtrocknen.

☺ Diese Kur eignet sich besonders bei rauen Händen.

KAMILLEN-PFEFFERMINZ-HANDBAD

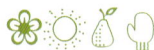

Zutaten: 1 EL Kamille oder 1 Teebeutel Kamillentee, 1 EL Pfefferminze oder 1 Teebeutel Pfefferminztee, 500 ml Wasser

Zubereitung: Kamille und Pfefferminze in eine Schale geben und mit dem zuvor zum Kochen gebrachten Wasser übergießen. Nach ca. 10 Minuten den Aufguss falls nötig durch ein Sieb filtern und so weit abkühlen lassen, bis er eine für Sie angenehme Temperatur erlangt hat.

Anwendung: In diesem Aufguss die Hände ca. 20 Minuten baden. Abschließend die Hände mit klarem, lauwarmem Wasser waschen und abtrocknen.

☺ Dieses Handbad erfrischt die Haut und macht sie wieder elastisch.

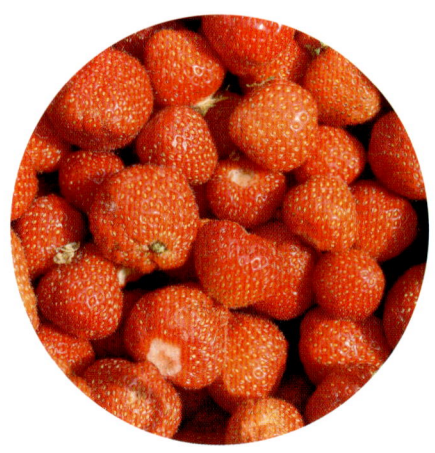

ERDBEER-HANDBAD

Zutaten: 6 bis 7 große, frische Erdbeeren, 1 EL Honig, 500 ml Wasser

Zubereitung: Zuerst das Wasser zum Kochen bringen und etwas abkühlen lassen. Die Erdbeeren waschen, trocknen und durch ein feines Sieb drücken. Den Erdbeersaft und den Honig mit dem warmen Wasser gut verrühren.

Anwendung: In dieser Anwendung die Hände ca. 20 Minuten baden. Abschließend die Hände mit klarem, lauwarmem Wasser waschen und abtrocknen.

☺ Hierbei handelt es sich um eine spezielle Kur gegen raue und rissige Hände.

APFELSAFT-HANDBAD

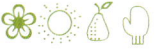

Zutaten: 250 ml Apfelsaft, 250 ml Wasser

Zubereitung: Den Apfelsaft mit dem Wasser verdünnen und auf eine für Sie angenehme Temperatur erwärmen.

Anwendung: In diesem Apfelwasser die Hände ca. 20 Minuten baden. Abschließend die Hände mit klarem, lauwarmem Wasser waschen und abtrocknen.

☺ Apfelsaft wirkt sehr erfrischend auf müde Haut und liefert ihr wichtige Vitamine.

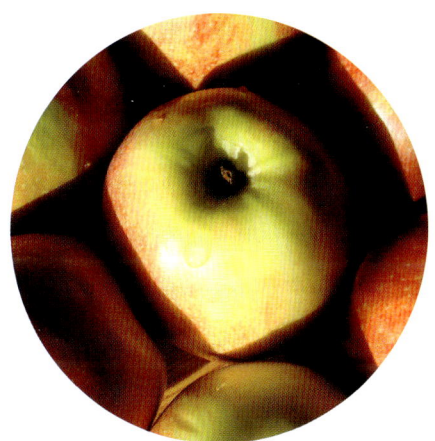

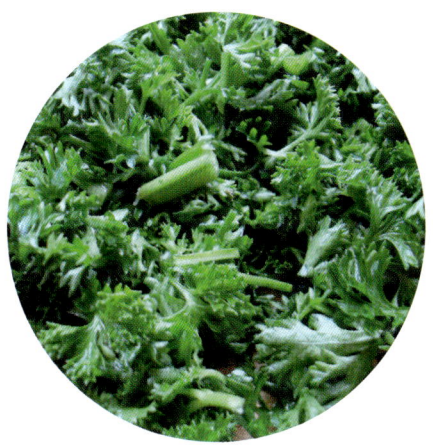

PETERSILIEN-HANDBAD

Zutaten: 5 EL frische Petersilie, 500 ml Wasser

Zubereitung: Die Petersilie waschen, trocknen und in feine Stücke hacken, in eine Schüssel geben und mit dem zuvor zum Kochen gebrachten Wasser übergießen. Das Ganze abgedeckt ca. 20 Minuten ziehen lassen und abschließend durch ein Sieb filtern. Vor der Anwendung ausreichend abkühlen lassen.

Anwendung: In diesem Aufguss die Hände ca. 15 Minuten baden. Abschließend die Hände mit klarem, lauwarmem Wasser waschen und abtrocknen.

☺ Diese Anwendung macht die Hände weich und zart.

MILCH-HANDBAD

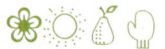

Zutaten: 500 ml Milch, 2 EL Honig

Zubereitung: Die Milch auf eine für Sie angenehme Temperatur erwärmen und in eine Schüssel geben. Den Honig hinzufügen und in der Milch vollständig auflösen.

Anwendung: In dieser angenehmen Milch-Honig-Anwendung die Hände ca. 20 Minuten baden. Abschließend die Hände mit klarem, lauwarmem Wasser waschen und abtrocknen.

☺ Dieses Handbad hilft wunderbar bei rissigen und trockenen Händen.

BIER-HANDBAD

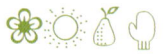

Zutaten: 500 ml Bier

Zubereitung: Das Bier auf eine für Sie angenehme Temperatur erwärmen.

Anwendung: In dieser Anwendung die Hände ca. 30 Minuten baden. Abschließend die Hände mit klarem, lauwarmem Wasser waschen und abtrocknen.

☺ Diese leicht herzustellende Kur ist sehr gesund, gibt Widerstandsfähigkeit und wirkt regenerierend auf die Hautzellen.

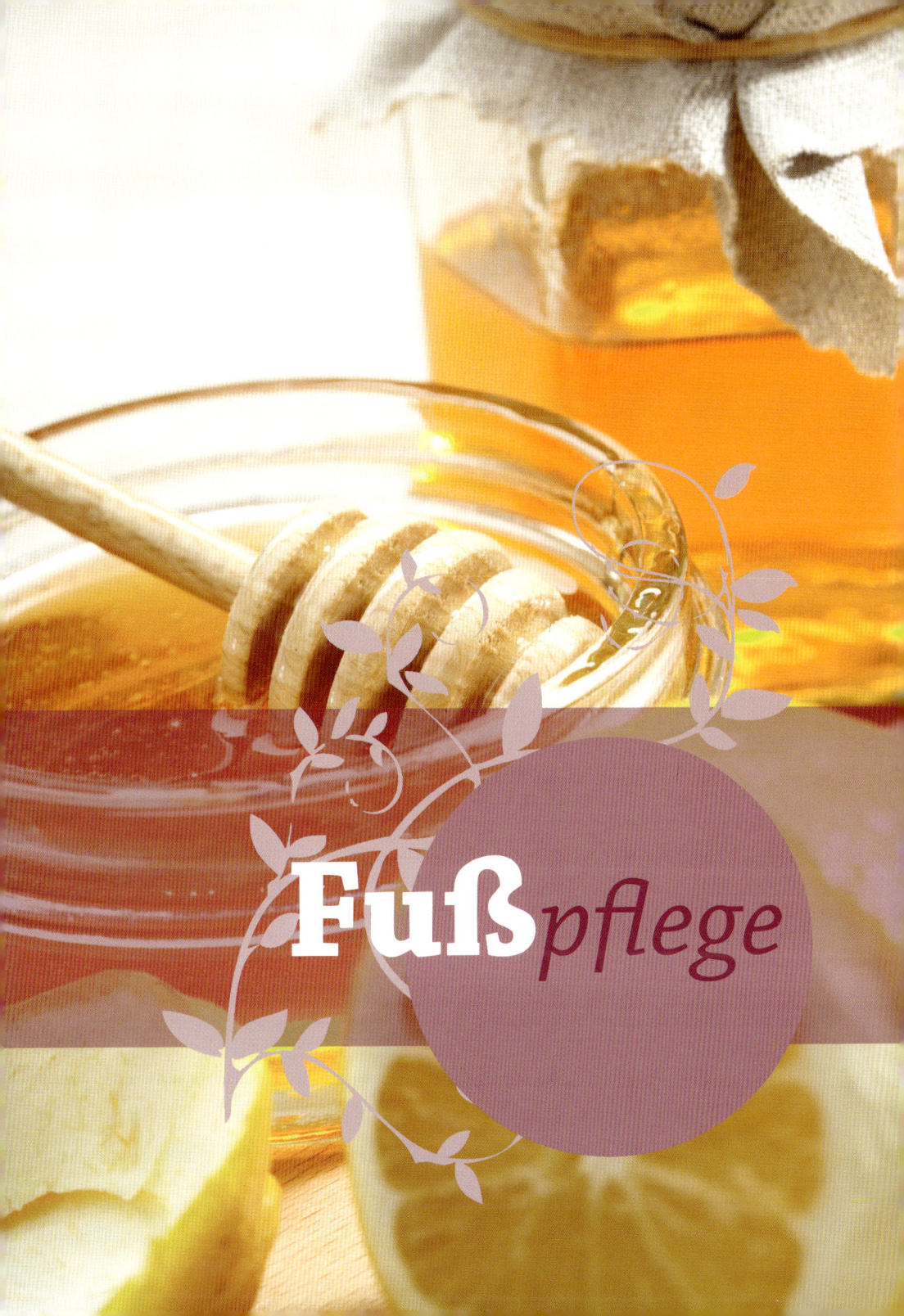

Fußpflege

Wo sind unsere schönen, glatten, weichen und zarten Füße, die wir als Babys noch hatten, geblieben? Warum sind sie jetzt so trocken, hart und rissig? Unsere Füße sind absolute Schwerstarbeiter. Sie tragen uns Tag für Tag von einem zum anderen Ort. Obwohl sie so schwere Arbeit verrichten, bekommen sie sehr wenig Aufmerksamkeit. Oft quälen wir sie noch zusätzlich durch das Tragen von zu engen, unbequemen und mit zu hohen Absätzen versehenen Schuhen.

Die tägliche Belastung, ungesundes Schuhwerk und mangelnde Pflege bereiten den Füßen Probleme. Trockene Haut, Risse, Schwielen, Hornhaut, Hühneraugen, Fußpilz und unangenehmer Fußgeruch sind oft die Folgen.

Viele Menschen werden erst wach, wenn es schon zu spät ist. Sie beginnen mit einer angemessenen Fußpflege erst dann, wenn die Probleme schon da sind. Dabei ist gerade hier die Prophylaxe sehr wichtig. Durch regelmäßige Fußpflege können ten viele der hier aufgeführten Symptome schon vor der Entstehung vermieden werden.

Aber auch wenn die Probleme schon da sein sollten, kann angemessene Fußpflege zu einer Rückbildung dieser führen oder Heilungsprozesse in ihrem Verlauf positiv unterstützen. Bei offenen und entzündeten Hautstellen, Fußpilz oder anderen sich nicht mehr zurückentwickelnden Problemen ist das Aufsuchen eines Arztes anzuraten.

Ob im Winter wegen der trockenen Luft oder im Sommer aufgrund des verstärkten Schwitzens und des Barfußlaufens, die Fußpflege sollte sich nicht auf eine Jahreszeit beschränken. Sie kann und sollte das ganze Jahr über betrieben werden. Zu einer gesunden Fußpflege gehören Fußbäder, Peelings, Masken und Massagen. Für ein spezielles Fußpeeling können die Rezepte und Anwendungshinweise aus dem Kapitel über Körperpeelings genutzt werden. Mindestens einmal in der Woche sollte man den Füßen eine besondere Pflege zukommen lassen.

Fußbäder

Fußbäder sind sehr angenehm und gesund für Körper und Geist. Sie sind ein vorzügliches Mittel, um die vom Alltag mitgebrachten Beanspruchungen zu kompensieren, egal ob im Frühling, Sommer, Herbst oder Winter. Fußbäder tun einfach immer gut, denn sie sorgen auf gesunde Weise für unser Wohlergehen. Kühle Fußbäder sind gerade nach einem langen Arbeitstag, einem ausgedehnten Spaziergang oder sportlicher Betätigung besonders wohltuend. Sie finden Anwendung bei Müdigkeit, Schmerzen, Entzündungen und Ödemen. Warme Fußbäder hingegen sind besonders im Winter, bei nassen und kalten Füßen zu empfehlen. Sie geben Wärme und wirken zudem beruhigend und entspannend auf den ganzen Körper. Sie verhelfen uns zu einem wohligen und gemütlichen Gefühl.

Folgendes gilt es zu beachten:

- Um ein Fußbad durchzuführen, verwenden Sie eine kleine Wanne oder eine Schüssel. Auch ein oder zwei Eimer können, sofern die Füße gut hineinpassen, verwendet werden.
- Bei Problemen mit dem Herz oder Kreislauf, bei Fieber, Krampfadern oder einigen anderen Erkrankungen kann sich ein Fußbad negativ auswirken. Das gilt insbesondere für die warmen Fußbäder. Fragen Sie im Zweifelsfall unbedingt Ihren Arzt, ob er einer solchen Anwendung zustimmt.
- Das Wasser sollte grundsätzlich nicht zu heiß sein. Eine Temperatur von 40 bis maximal 45 Grad sollte nicht überschritten werden. Auch kann es sinnvoll sein, die Temperatur erst während des Bades langsam zu erhöhen. So schonen Sie Ihren Kreislauf.
- Bei einem warmen Fußbad stellen Sie am besten einen mit heißem Wasser gefüllten Wasserkocher griffbereit. So kann ein zu sehr abgekühltes Wasserbad schnell mit etwas heißem Wasser aufgewärmt werden. Nur bitte Vorsicht mit dem heißen Wasser. Stellen Sie es stets so ab, dass es weder Sie noch andere (insbesondere Kinder) aus Verse-

hen umstoßen können. Heißes Wasser kann schlimme Verbrennungen verursachen. Gießen Sie es bei Bedarf sehr vorsichtig nach und nicht direkt auf Ihre Füße.
- Seien Sie mit der Wassertemperatur stets vorsichtig. Sowohl zu kaltes als natürlich auch zu warmes Wasser kann schädlich sein.
- Nach einem Fußbad sind Ihre Füße angenehm weich und gut vorbereitet für weitere Pflegemaßnamen, zum Beispiel können Sie nun vorsichtig die Fersen mit einem Bimsstein abreiben. Wichtig ist dabei eine sehr sanfte und an der Oberfläche bleibende Vorgehensweise. Versuchen Sie nicht mit Gewalt, alle harten Hautstellen zu entfernen. Nehmen Sie dafür professionelle Hilfe in Anspruch.
- Trocknen Sie Ihre Haut nach der Anwendung gründlich ab. Je nach Wunsch können Sie Ihre Füße noch mit Mandelöl oder Kokosbutter eincremen und leicht einmassieren. Aber Vorsicht: Rutschgefahr!
- Neben allen Zeitangaben gilt es immer auch, Ihr subjektives Empfinden zu beachten. Schmerzt die Anwendung oder ist sie unangenehm, sollten Sie sie, unabhängig von den hier angegebenen Zeiten, abbrechen.

KRÄUTER-FUßBAD

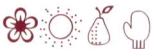

Zutaten: 1 EL Kamille oder 1 Teebeutel Kamillentee, 1 EL Pfefferminze oder 1 Teebeutel Pfefferminztee, 250 ml Wasser, ca. 3 l klares Auffüllwasser

Zubereitung: Die Kräuter in eine Schale geben und mit den zuvor zum Kochen gebrachten 250 ml Wasser übergießen. Die Schale bedecken und die Kräuter ca. 30 Minuten ziehen lassen. Abschließend den Aufguss bei Bedarf durch ein feines Sieb filtern.

Anwendung: Den Aufguss mit ca. 3 Liter Wasser, das eine für Sie angenehme Temperatur hat, vermischen und die Füße 10 bis 15 Minuten darin baden. Abschließend die Füße unter fließendem Wasser abspülen und abtrocknen.

☻ Dieses Bad erfrischt und desinfiziert die Füße.

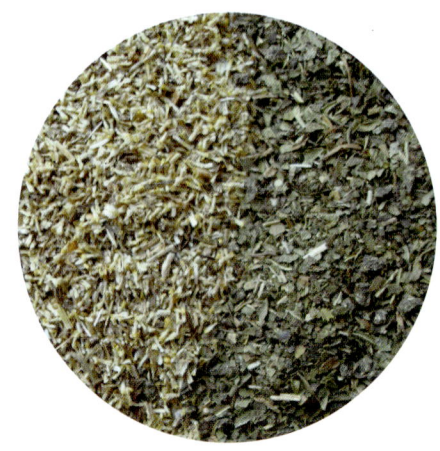

KARTOFFEL-FUßBAD

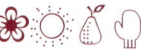

Zutaten: ca. 1 l Wasser, ca. 5 mittelgroße Kartoffeln, ca. 2 l klares Auffüllwasser

Zubereitung: Kartoffeln schälen und kochen. Anschließend das Kartoffelwasser in eine Schüssel geben und ausreichend abkühlen lassen.

Anwendung: Das Fußbad mit ca. 2 Liter Wasser, das eine für Sie angenehme Temperatur hat, auffüllen. Die Füße ca. 15 Minuten darin baden. Abschließend die Füße unter fließendem Wasser abspülen und abtrocknen.

☻ Dieses Fußbad macht die Füße weich und zart.

JOHANNISKRAUT-BRENNNESSEL-FUßBAD

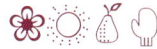

Zutaten: 1 EL Johanniskraut oder 1 Teebeutel Johanniskrauttee, 1 EL Brennnessel oder 1 Teebeutel Brennnesseltee, 250 ml Wasser, ca. 3 l klares Auffüllwasser

Zubereitung: Die Kräuter in eine Schale geben und mit den zuvor zum Kochen gebrachten 250 ml Wasser übergießen. Die Schale bedecken und die Kräuter ca. 30 Minuten ziehen lassen. Abschließend den Aufguss durch ein feines Sieb filtern.

Anwendung: Den Aufguss mit ca. 3 Liter klarem Wasser, das eine für Sie angenehme Temperatur hat, mischen und die Füße 10 bis 15 Minuten darin baden. Abschließend die Füße unter fließendem Wasser abspülen und abtrocknen.

☺ Dieses Fußbad wirkt erfrischend und gibt den Füßen ein wohliges Gefühl.

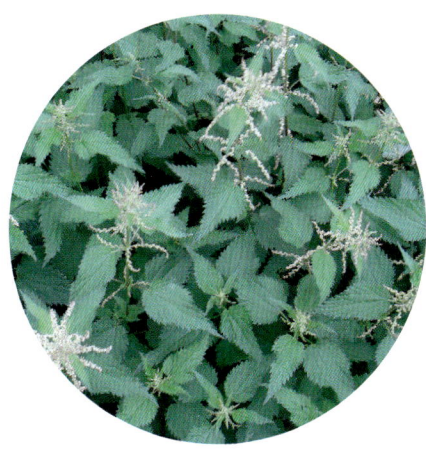

PFEFFERMINZ-LINDEN-FUßBAD

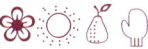

Zutaten: 1 EL Pfefferminze oder 1 Teebeutel Pfefferminztee, 1 EL Lindenblüten oder 1 Teebeutel Lindenblütentee, 250 ml Wasser, ca. 3 l klares Auffüllwasser

Zubereitung: Die Kräuter in eine Schale geben und mit den zuvor zum Kochen gebrachten 250 ml Wasser übergießen. Die Schale bedecken und die Kräuter ca. 30 Minuten ziehen lassen. Abschließend den Aufguss durch ein feines Sieb filtern.

Anwendung: Den Aufguss mit ca. 3 Liter klarem Wasser, das eine für Sie angenehme Temperatur hat, vermischen und die Füße 10 bis 15 Minuten darin baden. Abschließend die Füße unter fließendem Wasser abspülen und abtrocknen.

☺ Dieses Fußbad hat eine erfrischende und abschwellende Wirkung.

EICHENRINDEN-FUßBAD

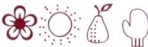

Zutaten: 2 EL Eichenrinde, 250 ml Wasser, ca. 3 l klares Auffüllwasser

Zubereitung: Die Eichenrinde in einen Topf geben und mit kaltem Wasser übergießen. Den Sud ca. 5 Minuten kochen, anschließend absieben.

Anwendung: Den Sud mit ca. 3 Liter klarem Wasser, das eine für Sie angenehme Temperatur hat, mischen und die Füße 10 bis 15 Minuten darin baden. Abschließend die Füße unter fließendem Wasser abspülen und abtrocknen.

☻ Diese Kur ist ein gutes Mittel gegen Schweißfüße.

! Diese Anwendung kann zu einer leichten Hautverfärbung führen.

BUTTERMILCH-FUßBAD

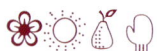

Zutaten: 1 l Buttermilch, ca. 2 l klares Auffüllwasser

Zubereitung: Die Buttermilch mit dem Wasser verrühren und auf eine für Sie angenehme Temperatur erwärmen.

Anwendung: Die Füße 10 bis 15 Minuten in dem Fußbad baden. Abschließend die Füße unter fließendem Wasser abspülen und abtrocknen.

☻ Dieses Fußbad sorgt für eine weiche und zarte Haut.

MILCH-HONIG-FUßBAD

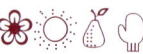

Zutaten: 500 ml Milch, 2 EL Honig, ca. 3 l klares Auffüllwasser

Zubereitung: Die Milch etwas erwärmen und mit dem Honig gut verrühren (in warmer Milch löst sich der Honig wesentlich besser auf als in kalter).

Anwendung: Die Honigmilch mit ca. 3 Liter klarem Wasser, das eine für Sie angenehme Temperatur hat, auffüllen und die Füße ca. 15 Minuten darin baden. Abschließend die Füße unter fließendem Wasser abspülen und abtrocknen.

☻ Diese Kur macht die Füße weich und zart.

HONIG-ZITRONEN-FUßBAD

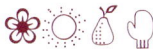

Zutaten: 3 EL Honig, 1/2 Zitrone, ca. 3 l Wasser

Zubereitung: Den Honig in einer kleinen Menge heißem Wasser auflösen und mit dem frisch gepressten Zitronensaft vermischen. 3 Liter Wasser auf eine für Sie angenehme Temperatur erwärmen, in eine Schüssel geben und mit der Honig-Zitronensaft-Mischung gut verrühren.

Anwendung: Die Füße 15 bis 20 Minuten in dem Fußbad baden. Abschließend die Füße unter fließendem Wasser abspülen und abtrocknen.

☺ Diese Kur hilft bei rissiger Haut, macht sie wieder weich und erfrischt.

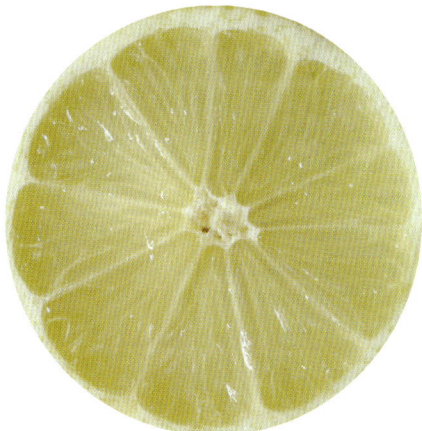

MEERSALZ-FUßBAD

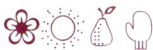

Zutaten: 3 EL Meersalz, ca. 3 l Wasser

Zubereitung: Das Wasser auf eine für Sie angenehme Temperatur erwärmen, in eine Schüssel geben und das Salz darin komplett auflösen.

Anwendung: Die Füße 15 bis 20 Minuten in dem Fußbad baden. Abschließend die Füße unter fließendem Wasser abspülen und abtrocknen.

☺ Dieses Fußbad hat eine reinigende und tonisierende Wirkung. Des Weiteren liefert es wichtige Mineralien.

Fußbäder

Fußmasken

Fußmasken sind ebenso wichtig wie alle anderen Masken auch. Sie liefern den Füßen wertvolle Vitamine und schenken ihnen eine zarte, gesunde Haut. Sie lassen sich sehr einfach und mit wenigen Zutaten herstellen. Es ist sehr von Vorteil, sich mit einer positiven und liebevollen Aufmerksamkeit der Pflege hinzugeben.

Halten Sie sich bitte auch hier an folgende Regeln:

- Fußmasken sollten nur auf zuvor gut gereinigten Füßen Anwendung finden. Ein Peeling oder gründliches Waschen mit einem Schwamm bietet sich hier an.
- Zubereitete Masken sollten möglichst schnell verwendet werden.
- Ein leichtes Erwärmen der Maske sorgt nicht nur für ein angenehmes Gefühl während der Anwendungszeit, sondern verbessert zudem die Wirkung.
- Massieren Sie die aufgetragene Maske leicht ein. Auf diese Weise können die Wirkstoffe besser und tiefer in die Haut eindringen und in ihrer Wirkung deutlich effizienter sein.
- Ziehen Sie sich nach dem Auftragen der Maske warme Socken an oder umwickeln Sie Ihre Füße mit Handtüchern. Das hält die Füße angenehm warm und verbessert zudem die Wirkung der Maske. Zum Schutz der Socken oder Handtücher können die mit der Maske versehenen Füße zuvor mit herkömmlicher Frischhaltefolie umwickelt werden.
- Nach der angegebenen Einwirkzeit entfernen Sie die Maske gründlich mit für Sie angenehmem, jedoch nicht zu heißem Wasser. Abschließend trocknen Sie mit einem weichen Handtuch Ihre Füße sorgfältig ab.

OLIVENÖL-FUSSMASKE

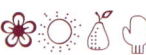

Zutaten: 2 EL Olivenöl

Zubereitung: Das Olivenöl auf eine für Sie angenehme Temperatur erwärmen.

Anwendung: Das Öl gleichmäßig auf die sauberen Füße auftragen, leicht einmassieren und warm halten (wie oben beschrieben). Nach ca. 2 Stunden Einwirkzeit die Füße mit einem sauberen, weichen Tuch von noch eventuell vorhandenen Ölresten befreien (nicht abwaschen!).

☺ Diese Maske hilft effektiv gegen trockene Haut. Warmes Olivenöl macht die Haut besonderes weich und glatt.

TOMATEN-FUßMASKE

Zutaten: 1 mittelgroße, reife Tomate, 1 EL Haferflocken

Zubereitung: Die Tomate waschen, abtrocknen und von der Haut befreien. Die abgeschälte Tomate fein hacken und mit einer Gabel oder in einem Mörser pürieren. Danach das Tomatenpüree durch ein Sieb drücken. Abschließend die zuvor in einem Mixer gründlich zerkleinerten Haferflocken hinzugeben und mit der Tomatenmasse zu einem glatten Brei verrühren.

Anwendung: Die Maske gleichmäßig auf die sauberen Füße auftragen, leicht einmassieren und warm halten (wie auf Seite 132 beschrieben). Nach ca. 20 Minuten Einwirkzeit die Füße mit warmem Wasser gründlich abwaschen und mit einem weichen Tuch abtrocknen.

☺ Diese Maske schenkt den Füßen viele wertvolle Vitamine und hilft ihnen, frisch und gesund zu bleiben.

»TIPP Übergießen Sie die Tomate vorsichtig mit kochendem Wasser. Dadurch lässt sie sich leichter abschälen.

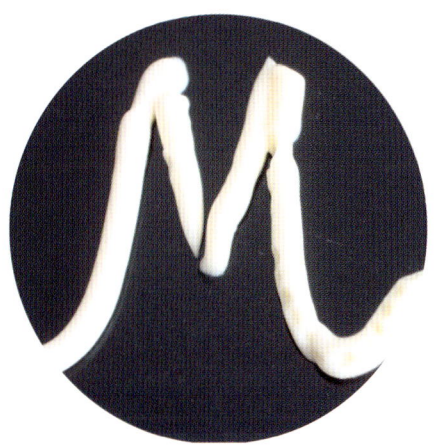

MAYONNAISE-FUßMASKE

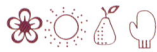

Zutaten: 2 EL Mayonnaise

Zubereitung: Die Mayonnaise in einem Wasserbad auf eine für Sie angenehme Temperatur erwärmen.

Anwendung: Die Mayonnaise gleichmäßig auf die sauberen Füße auftragen, leicht einmassieren und warm halten (wie auf Seite 132 beschrieben). Nach ca. 15 Minuten Einwirkzeit die Füße mit warmem Wasser gründlich abwaschen und mit einem weichen Tuch abtrocknen.

☺ Es handelt sich hierbei um eine sehr einfache Maske mit einer enorm guten Wirkung auf trockene Haut.

EI-FUSSMASKE

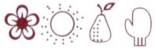

Zutaten: 1 Ei, 1 große Kartoffel, 2 EL Milch

Zubereitung: Die Kartoffel kochen, abschälen und mit einer Gabel zerdrücken. Das so entstandene Kartoffelpüree mit der zuvor etwas erwärmten Milch und dem Ei zu einer glatten Creme verrühren.

Anwendung: Die Maske gleichmäßig auf die sauberen Füße auftragen, leicht einmassieren und warm halten (wie auf Seite 132 beschrieben). Nach ca. 15 Minuten Einwirkzeit die Füße mit warmem Wasser gründlich abwaschen und mit einem weichen Tuch abtrocknen.

☺ Diese Maske macht die Haut wieder elastisch und weich.

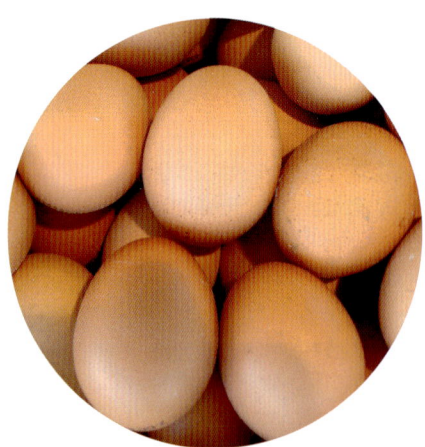

! Kartoffeln speichern die Hitze sehr lange. Tragen Sie die Maske nicht zu heiß auf, da die Haut Verbrennungsschäden erleiden kann. Die Masse sollte für die Anwendung eine für Sie angenehme Temperatur aufweisen.

BUTTERMILCH-FUSSMASKE

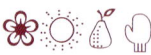

Zutaten: 50 ml Buttermilch, 1 EL Honig

Zubereitung: Die Buttermilch auf eine für Sie angenehme Temperatur erwärmen und mit dem Honig gründlich verrühren.

Anwendung: Die Maske gleichmäßig mit einem Wattepad (Maske ist sehr flüssig) auf die sauberen Füße auftragen, leicht einmassieren und warm halten (wie auf Seite 132 beschrieben). Nach ca. 20 Minuten Einwirkzeit die Füße mit warmem Wasser gründlich abwaschen und mit einem weichen Tuch abtrocknen.

☺ Diese Anwendung macht die Füße weich und geschmeidig.

»TIPP Wenn der Honig zu hart sein sollte, kann ein vorsichtiges Erwärmen im Wasserbad schnell helfen. Der Honig wird wieder flüssig und lässt sich mit den anderen Zutaten leicht vermischen.

HAFERFLOCKEN-FUSSMASKE

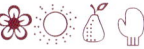

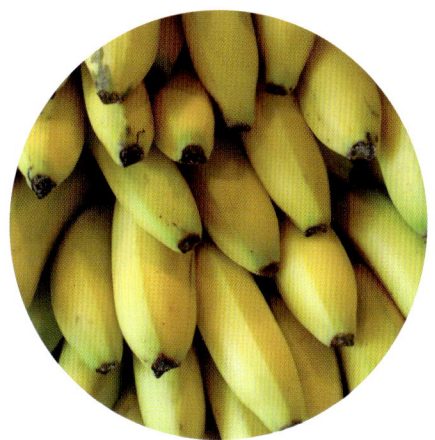

Zutaten: 3 EL Haferflocken, 70 ml Wasser, 1 EL Honig, 1 TL Zitronensaft

Zubereitung: Die Haferflocken in einem Mixer zerkleinern und mit dem zuvor zum Kochen gebrachten Wasser übergießen. Das Ganze ca. 5 Minuten zu einem Brei quellen lassen. Abschließend alle Zutaten gut miteinander verrühren.

Anwendung: Die Maske gleichmäßig auf die sauberen Füße auftragen, leicht einmassieren und warm halten (wie auf Seite 132 beschrieben). Nach ca. 20 Minuten Einwirkzeit die Füße mit warmem Wasser gründlich abwaschen und mit einem weichen Tuch abtrocknen.

☺ Diese Kur ist ein gutes Mittel gegen trockene und rissige Füße.

»TIPP Wenn der Honig zu hart sein sollte, kann ein vorsichtiges Erwärmen im Wasserbad schnell helfen. Der Honig wird wieder flüssig und lässt sich mit den anderen Zutaten leicht vermischen.

BANANEN-BUTTERMILCH-FUSSMASKE

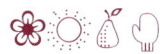

Zutaten: 1/2 reife Banane, 30 ml Buttermilch

Zubereitung: Die Banane mit einer Gabel pürieren und mit der zuvor erwärmten Buttermilch zu einer glatten Creme verrühren.

Anwendung: Die Maske gleichmäßig auf die sauberen Füße auftragen, leicht einmassieren und warm halten (wie auf Seite 132 beschrieben). Nach ca. 20 Minuten Einwirkzeit die Füße mit warmem Wasser gründlich abwaschen und mit einem weichen Tuch abtrocknen.

☺ Diese Maske hat einen guten Einfluss auf trockene Füße, sie nährt die Haut und macht sie weich.

EIGELB-FUßMASKE

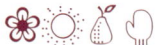

Zutaten: 1 Eigelb, 1 EL Honig, 1 TL Oliven-öl

Zubereitung: Alle Zutaten zu einer glatten Creme verrühren.

Anwendung: Die Maske gleichmäßig auf die sauberen Füße auftragen, leicht ein-massieren und warm halten (wie auf Sei-te 132 beschrieben). Nach ca. 20 Minuten Einwirkzeit die Füße mit warmem Wasser gründlich abwaschen und mit einem wei-chen Tuch abtrocknen.

☺ Diese Maske hilft bei trockener Haut, sie macht die Füße wieder weich und zart.

»TIPP Wenn der Honig zu hart sein soll-te, kann ein vorsichtiges Erwärmen im Wasserbad schnell helfen. Der Honig wird wieder flüssig und lässt sich mit den an-deren Zutaten leicht vermischen.

HEFE-FUßMASKE

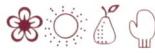

Zutaten: 20 g Hefe, 50 ml Milch, 2 EL Mehl

Zubereitung: Die Hefe in der zuvor er-wärmten Milch auflösen und anschlie-ßend mit dem Mehl zu einer glatten Cre-me verrühren. Das Ganze etwa 15 Minu-ten an einem warmen Platz ruhen lassen (z.B. in einem warmen Wasserbad oder mit einem dicken Handtuch umwickelt).

Anwendung: Die Maske gleichmäßig auf die sauberen Füße auftragen, leicht ein-massieren und warm halten (wie auf Sei-te 132 beschrieben). Nach ca. 20 Minuten Einwirkzeit die Füße mit warmem Wasser gründlich abwaschen und mit einem wei-chen Tuch abtrocknen.

☺ Diese Maske schenkt der Haut wert-volle Mineralien und Vitamine und macht sie angenehm weich.

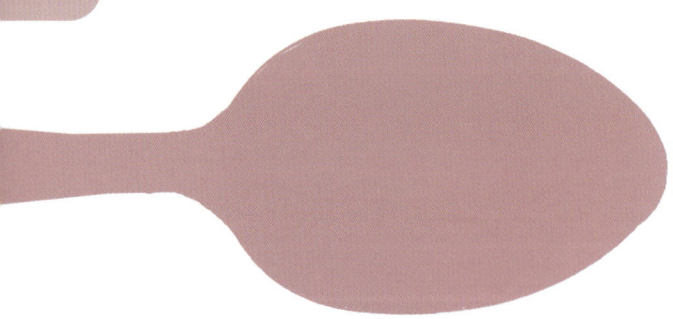

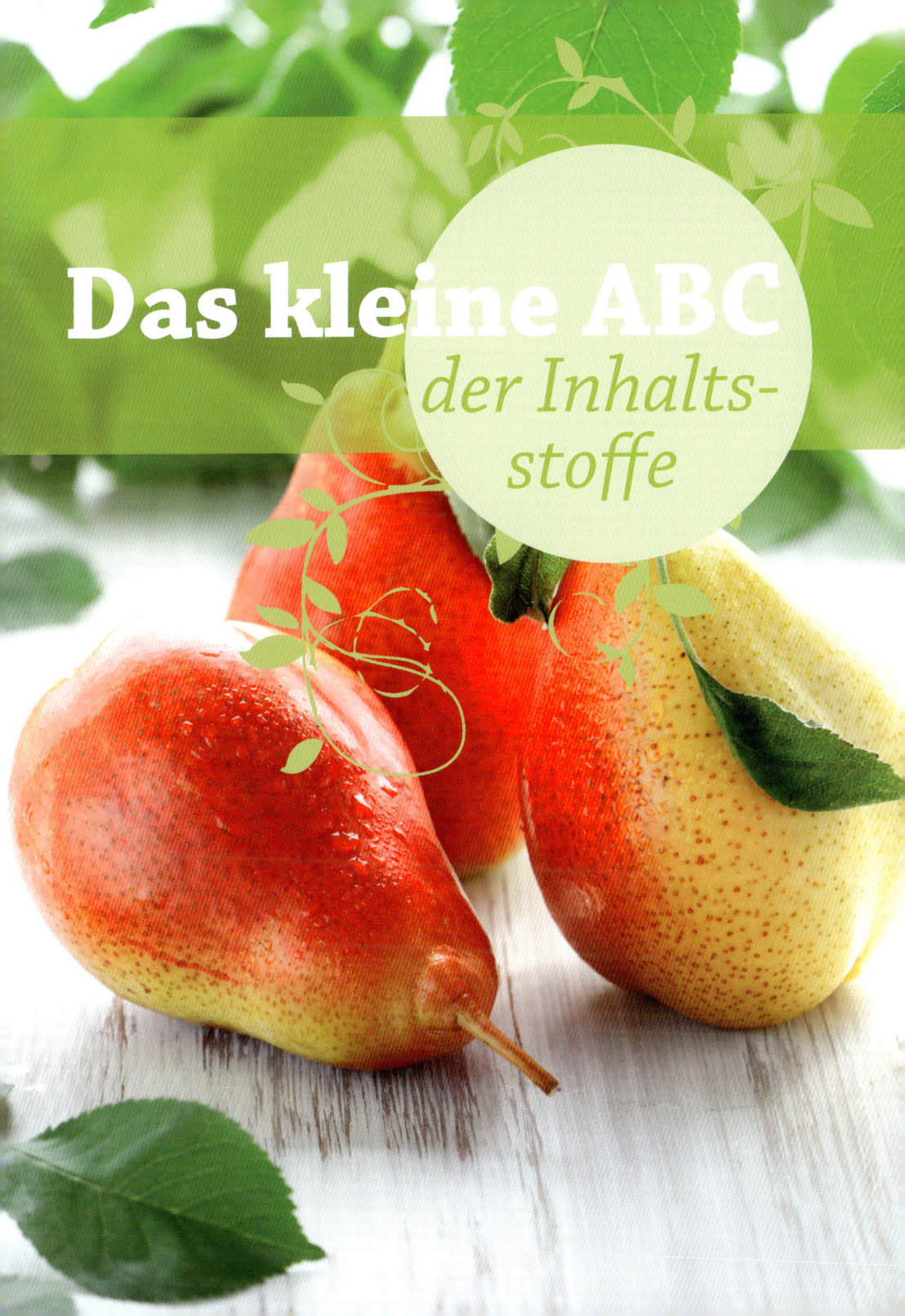

Das kleine ABC
der Inhalts-stoffe

APFEL Der Apfel ist Deutschlands beliebtestes Obst. Er hat über 30 Vitamine und Spurenelemente, wobei sein Vitamin-C-Gehalt besonders hoch ausfällt. Direkt in und unter der Schale befinden sich die meisten Vitamine und sekundären Pflanzeninhaltsstoffe. Vitamin C stärkt die Widerstandskraft des Körpers und schützt vor Zellschäden. Des Weiteren enthält der Apfel sogenannte Pektine, die die Feuchtigkeitsaufnahme der Haut steigern.

APRIKOSE Aprikosen sind bekannt für ihren hohen Betacarotin-Gehalt. Sie liefern reichlich Kalium und Magnesium, stärken das Immunsystem, die Sehkraft und den Stoffwechsel. Sie verbessern die Straffheit der Haut und schützen sie vor schädlicher UV-Strahlung. So verhelfen diese leckeren Früchte zu einem kräftigeren und glatteren Hautbild.

AVOCADO Die Avocado hat viel Kalium, Phosphor und Vitamin B. Sie wirkt beruhigend und stärkt die Nerven, ist daher ein gutes Mittel gegen Stress und Nervosität. Ihre wichtigsten Inhaltsstoffe sind jedoch die ungesättigten Fettsäuren. Ungesättigte Fettsäuren zählen zu den gesunden und notwendigen Fetten. Aus diesem Grund wird die Avocadofrucht auch gern für kosmetische Zwecke verwendet. Da sie Feuchtigkeit bindet und die Zellregeneration verbessert, kann sie besonders gut bei trockener und empfindlicher Haut eingesetzt werden. Sie hält sowohl die Haut als auch die Haare gesund und geschmeidig.

BANANE Bananen besitzen reichlich Kalium, Magnesium und Zink. Sie stärken das Immun-

system, spenden Energie und sorgen für Wohlgefühl und gute Laune. Sie halten uns gesund, fit und schön.
Ihre Inhaltsstoffe haben heilende Wirkung und sind eine wahre Schönheitskur. So werden Haut und Haare mit lebenswichtigen Vitaminen versorgt, gekräftigt und zum Strahlen gebracht.

BIER Bier ist Deutschlands beliebtestes alkoholisches Getränk. Es handelt sich hierbei um ein durch Gärungsprozesse gewonnenes Getränk, dessen Grundzutaten meist Wasser, Malz und Hopfen sind. Trotz vieler darin enthaltener Vitamine und Mineralstoffe sollten seine gesundheitsfördernden Eigenschaften nicht ohne kritischen Blick auf den Alkoholgehalt gesehen werden. In der Verwendung als Pflegemittel gilt Bier jedoch als reinste Schönheitskur. Es ist wie geschaffen für Haarspülungen, denn es schenkt dem Haar Kraft, Dichte und Glanz.

BIRKENBLÄTTER Birkenblätter haben zahlreiche wertvolle Inhaltsstoffe wie Gerbstoffe, Flavonoide, Vitamin C und ätherisches Öl. Sie verfügen über Heilkräfte und finden bei vielen Erkrankungen und Auffälligkeiten, wie z.B. Stoffwechselerkrankungen, Rheuma, Gicht, Haarausfall oder Schuppenbildung, Verwendung.

BIRNE Birnen, mit ihrem reichen Schatz an Vitaminen und Mineralien, verbessern unsere Abwehrkräfte, senken den Blutdruck, kräftigen die Nieren und stärken das Nervensystem. Sie wirken darmreinigend und beugen Verstopfungen vor. Wie beim Apfel befinden sich auch hier die meisten Vitamine und Mineralstoffe direkt in und unter der Schale. Birnen spenden der Haut Feuchtigkeit und halten sie weich und geschmeidig.

BRENNNESSEL Die Brennnessel ist als Heilpflanze in der Volksmedizin sehr beliebt. Sie ist reich an Vitaminen und Mineralstoffen wie Vitamin C, Betacarotin, Kalium und Kalzium. Brennnesseln finden bei zahlreichen Erkrankungen (Rheuma, Gicht, Gallen- und Leberbeschwerden etc.) Verwendung. Sie verbessern den Stoffwechsel und sind ein optimales Haarpflegemittel.

BUCHWEIZEN Der Buchweizen stellt eine wahre Kraft- und Energiequelle dar. Er ist reich an lebenswichtigen Nährstoffen wie Kalium, Phosphor, Magnesium, Eisen, Jod, Vitamin B und vielen anderen. Er ist leicht verdaulich, senkt die Blutzuckerwerte und stärkt die Gesundheit. Die ebenfalls im Buchweizen enthaltene Kieselsäure wirkt sich positiv auf Haut, Haare und Nägel aus. So kann Buchweizen bei regelmäßiger Anwendung zu einem schönen und gesunden Aussehen verhelfen.

BUTTER Butter besteht zu über 80 Prozent aus Milchfett und besitzt viele wertvolle Vitamine: A, D, B, Betacarotin sind hier als die wichtigsten hervorzuheben. Sie leistet somit einen wichtigen Beitrag für eine gesunde Ernährung. Sie ist ein reines Naturprodukt, das sich positiv auf das Herz-Kreislauf-System und die Augen auswirkt. Darüber hinaus stärkt sie Nerven, Knochen, Zähne, Haare und macht trockene Haut wieder weich und geschmeidig.

BUTTERMILCH Buttermilch ist lecker, leicht, erfrischend und ein wichtiger Vitaminlieferant. Kalium, Kalzium, Phosphor, Magnesium, Vitamine C, B u. a. machen aus ihr ein richtiges Gesundheits- und Schönheitsgetränk. Sie stärkt die Nerven und das Immunsystem. Darüber hinaus sorgt sie für starke und gesunde Knochen, Zähne und Nägel.

COGNAC Cognac ist ein Weinbrand, der aus Weißwein hergestellt wird. Dieses sehr berühmte und edle Kultgetränk wurde nach der französischen Stadt Cognac benannt. Es handelt sich hierbei um ein alkoholisches Getränk mit einer für sich typischen Duft- und Geschmackskomponente. Darüber hinaus ist Cognac auch als Zutat für Haarmasken und Shampoos bekannt. Er verbessert die Durchblutung der Kopfhaut und stimuliert das Haarwachstum.

CRÈME FRAÎCHE Crème fraîche hat ihren Ursprung in Frankreich. Sie wird aus Kuhmilch hergestellt, hat einen Fettgehalt von mindestens 30 Prozent und ist der sauren Sahne sehr ähnlich. Crème fraîche lässt sich nicht nur in der Küche gut verwenden, sondern auch (gerade bei trockener und rissiger Haut) als Hautpflegemittel.

DILL Dill ist eine delikate Gewürzpflanze mit heilender Wirkung. Er beinhaltet wichtige Vitamine, Mineralien und ätherisches Öl. Dill beruhigt die Nerven, verbessert den Appetit, beugt Infektionen vor und wirkt sich stärkend auf das Immunsystem aus. Er hilft sowohl bei Schlaflosigkeit als auch gegen schlechte Laune. Als Pflegemittel angewandt verbessert er den gesamten Haar- und Hautzustand.

EBERESCHE (VOGELBEERE) Ebereschen sind sehr wertvolle Früchte mit einem hohen Vitaminanteil (insbesondere Betacarotin und Vitamin C). Sie finden sowohl in der Naturheilkunde als auch in der Küche (z.B. zur Herstellung von Gelee, Mus oder Likör) Verwendung. Darüber hinaus haben sie eine positive Wirkung auf einige Hauterkrankungen und verbessern den Stoffwechsel. Als Zutat in Pflegemitteln wirken sie verjüngend und erfrischend. Ebereschen lassen sich vielerorts in der freien Natur pflücken. Da sie anderen, jedoch giftigen, Früchten sehr ähneln, ist hier größte Vorsicht angebracht. Nur wer die Ebereschen gut kennt, sollte mit diesen Früchten arbeiten.

EI Eier beinhalten große Mengen wichtiger Nährstoffe, wie biologisch hochwertiges Eiweiß, Folsäure, Vitamine A, D, E, B, Betacarotin, Natrium, Kalium, Magnesium und andere. Sie sind inhaltlich reichhaltiger an Nährstoffen als die meisten anderen Lebensmittel. Sie wirken sich, in Maßen genossen, sehr positiv auf die Gesundheit aus. Sie verbessern die Konzentration und schützen die Zellen vor Alterung und Krankheiten. Darüber hinaus verleihen sie Haut und Haar äußerlich angewandt ein schönes Aussehen.

EICHENRINDE Die Eiche ist ein Symbol für Kraft, Stolz, Heldentum, Unsterblichkeit, Standhaftigkeit etc. Ihre Rinde ist ein wertvolles Heilmittel. Sie beinhaltet große Mengen an Gerbstoffen. Gerbstoffe wirken zusammenziehend, antibakteriell, entzündungshemmend, antiviral und neutralisieren darüber hinaus Gifte. In höheren Mengen können sie jedoch auch schädlich wirken. Eichenrinde kann äußerlich (z.B. Fußbad, feuchte Umschläge) und innerlich (Tee)

angewandt werden. Ob Durchfall, Entzündungen von Zahnfleisch und Mundschleimhaut, Hautkrankheiten, Wunden, Ekzeme, Fußpilz oder bei übermäßigem Schwitzen: Eichenrinde ist mannigfaltig einsetzbar. Als Haarspülung angewandt schenkt sie dem Haar Glanz, Elastizität und Gesundheit.

EISBERGSALAT Eisbergsalat ist eine Weiterzüchtung des Kopfsalats. Ursprünglich aus Amerika kommend, handelt es sich hierbei um einen frischen, knackigen und leckeren Salat. Er besteht zu ca. 95 Prozent aus Wasser und hat zahlreiche gesunde Inhaltsstoffe wie Kalium, Kalzium, Phosphor, Magnesium, Kupfer, Eisen und Vitamin B, C, E und K sowie Betacarotin, um hier nur einige zu nennen. Eisbergsalat wirkt auf die Haut erfrischend und tonisierend.

ERDBEERE Erdbeeren sind aromatisch, lecker und sehr gesund. Mit einem Vitamin-C-Gehalt, der über dem einer Kiwi oder Zitrone liegt, sind sie wahre Vitamin-C-Bomben. Sie enthalten zudem wertvolle Mineralstoffe wie Kalium, Magnesium, Phosphor und Eisen. Als Nahrungsmittel verbessern sie den gesamten Gesundheitszustand, als Pflegemittelzutat das Aussehen der Haut.

FELDSALAT Feldsalat wird auch als »der König der Salate« bezeichnet. Er ist winterhart und verträgt selbst Temperaturen bis minus 15 Grad. So ist er gerade in der Winterzeit ein guter und wichtiger Vitaminspender. Wertvolle Mineralien wie Kalium, Kalzium, Kupfer, Zink sowie Vitamin B, C, E, K und Betacarotin zeichnen ihn aus. Sein Vitamin-C-Gehalt ist mehr als doppelt so hoch wie der eines Kopfsalates. Er aktiviert den Stoffwechsel, kräftigt das Herz, stärkt das Immunsystem und die Nerven. Seine wertvollen Inhaltsstoffe halten die Haut weich und elastisch.

GRAPEFRUIT Die Grapefruit ist eine Kreuzung aus Orange und Pampelmuse. Sie ist sehr vitaminreich und frisch gepresst ein wahrer Trinkgenuss mit positiver Wirkung auf die Gesundheit. Sie stärkt Herz und Gefäße und hilft gegen Bakterien, Pilze und Thrombose. In Verbindung mit bestimmten Medikamenten kann es jedoch zu unerwünschten Wechselwirkungen kommen. Sie wirkt bei äußerer Anwendung erfrischend und glättend auf die Haut.

GRIEß Grieß ist ein Getreideerzeugnis aus meist geschältem Weizen. Er ist eine wunderbare Zutat für Gesichts- und Körperpeelings. Grießpeelings sind angenehm schonend und daher bestens geeignet bei empfindlicher Haut. Sie versorgen die Haut mit wichtigen Nährstoffen wie Vitamin B, Kalium, Phosphor und Kupfer.

GRÜNER TEE Grüner Tee ist ein uraltes Heilmittel aus China, das nicht nur den Durst löscht, sondern sich zudem positiv auf Herz, Kreislauf und Blutdruck auswirkt. Darüber hinaus unterstützt er Heilungsprozesse bei zahlreichen Erkrankungen, wie z.B. Entzündungen, Erkältungen, Karies und Durchfall. Der Genuss von grünem Tee stärkt die Widerstandskräfte, verbessert den Stoffwechsel und bekämpft Müdigkeit. Zudem wirkt er antioxidativ und kann so selbst unterstützend gegen Krebs eingesetzt werden. Er wirkt schützend vor freien

Radikalen und verhindert so frühzeitige Hautalterung und Faltenbildung.

GURKE Gurken bestehen zu etwa 96 Prozent aus Wasser. Sie sind erfrischend, ein guter Durstlöscher und zudem sehr gesund. Sie stärken das Immunsystem, bekämpfen Verstopfungen, bringen den Hautstoffwechsel in Schwung, spenden der Haut Feuchtigkeit, reinigen das Blut und haben entgiftende Wirkung. Fazit: Ob als Nahrungsmittel oder zur Pflege der Haut, Gurken sind ein wichtiges und gesundes Naturprodukt.

HAFERFLOCKEN Haferflocken sind bekannt für ihre positive Wirkung auf die Gesundheit. Sie beinhalten eine hohe Menge lebenswichtiger Nährstoffe wie Kalium, Phosphor, Magnesium und Vitamin B und E. Sie stärken die Lebenskraft und das Immunsystem. Obendrein verbessern sie den Stoffwechsel und kräftigen Knochen, Haut, Nägel und Haare. Als Pflegemittelzutat sind Haferflocken wunderbar geeignet für Masken und Peelings.

HAGEBUTTE Vitamine, Mineralien und Gerbstoffe machen die Hagebutte zu einer wertvollen Frucht mit heilender Wirkung. Sie ist einer der größten Vitamin-C-Lieferanten, was der Vergleich mit einer Zitrone verdeutlicht:
Vitamin C-Gehalt Zitrone: pro 100 g = 53 mg.
Vitamin C-Gehalt Hagebutte: pro 100 g = 1250 mg.
Sie schenkt Lebenskraft, stärkt das Immunsystem und kämpft gegen Erkältungen und Infek-

tionen. Ihre positive und stärkende Wirkung als Zutat in Haarspülungen, gerade bei trockenem und strapaziertem Haar, runden das Bild dieser Frucht ab.

HEFE Hefe enthält Kalium, Phosphor, Kupfer, Folsäure und hat einen besonders hohen Vitamin-B-Gehalt. Somit ist Hefe ein Wundermittel für Gesundheit und Schönheit. Mit ihren Beauty-Vitaminen stärkt sie das Haar und macht die Haut geschmeidig und elastisch.

HEIDELBEERE Die Heidelbeere (auch Blaubeere, Bickbeere und Schwarzbeere genannt) spielt für unsere Gesundheit eine wichtige Rolle. Ihre Gerbstoffe, Mineralien, Flavonoide, Fruchtsäuren und Vitamine beruhigen die Nerven und schützen vor Entzündungen, Magen-Darm-Beschwerden, Gicht, Rheuma und Erkältungen. Als Zutat in Masken hält sie die Haut jung und gesund.

HIMBEERE Die leckeren und aromatischen Himbeeren wirken sowohl auf den Körper als auch auf die Seele wohltuend und heilend. So helfen sie gegen Depressionen, fördern gute Laune, stärken das Immunsystem, spenden neue Kraft und helfen, eine erhöhte Körpertemperatur zu senken. Ihre wertvollen Vitamine und Mineralien sorgen zudem für starke Knochen, Zähne und Nägel. Als Pflegemittelzusatz sorgen sie für gesundes Haar und schöne Haut.

HONIG Honig ist sehr beliebt wegen seines guten Geschmacks und seiner vorzüglichen Heilkräfte. Er hilft besonders bei der Bekämpfung von Entzündungen und unterstützt die Wundheilung. Er ist auch als ein »Elixier der Schönheit« bekannt. Dank antibakterieller und regenerierender Eigenschaften schenkt er Haut und Haar ein sanftes und gepflegtes Aussehen.

JOGHURT Joghurt hat viele positive Effekte auf den menschlichen Körper. Seine Mineralien und Vitamine stärken sowohl das Immunsystem als auch die Knochen und Zähne. Frischer Joghurt wirkt antibakteriell, kühlend und erfrischend. Darüber hinaus ist er bestens geeignet zur Herstellung von Hautpflegemitteln für jeden Hauttyp.

JOHANNISBEERE Johannisbeeren (egal ob Schwarze, Rote oder Weiße) sind ein echter Genuss. Dank ihrer Inhaltsstoffe wie den Vitaminen B, C und E sowie Betacarotin und den Mineralstoffen Kalium, Kupfer, Zink und Magnesium helfen sie bei Erkältungen, Appetitlosigkeit, Darmbeschwerden und vielem mehr. Besonders die Schwarzen Johannisbeeren sind wahre Vitamin-C-Bomben (fast fünfmal so viel wie in roten oder weißen Beeren). In der Volksmedizin werden die Blätter auch als Tee verwandt. Als Pflegemittelzutat sorgen sie für eine gesunde Haut und schöne Haare.

JOHANNISKRAUT Flavonoide, Gerbstoffe und ätherisches Öl sind einige der wertvollen Inhaltsstoffe des Johanniskrauts, die aus ihm eine gesundheitsfördernde Pflanze machen. Es hat eine positive Wirkung auf den Kreislauf, auf die Regeneration von Gewebe, auf die Verdauungsorgane und es kann auch bei Durchfällen hilfreich eingesetzt werden. Als Mittel gegen schlechte Stimmung und Depression bekannt, sorgt es darüber hinaus als Pflegemittel für dichtes, starkes Haar und erfrischt die Haut.

KAFFEESATZ Die meisten Menschen schmeißen ihn einfach in den Müll. Dabei eignet er sich mit Inhaltsstoffen wie Kalium und Phosphor und seiner rauen Struktur hervorragend zur Herstellung von wunderbaren Peelings für Gesicht, Hände und Körper. Er reinigt die Haut und macht sie wieder weich und glatt.

KAKI Die Kaki, ursprünglich aus Asien stammend und dort umgangssprachlich »chinesische Pflaume« genannt, besteht zu etwa 79 Prozent aus Wasser. Sie hat zahlreiche gesunde Inhaltsstoffe wie Eisen, Kalium, Phosphor, Vitamin B, C und einen sehr hohen Anteil an Betacarotin. Ihre Inhaltsstoffe und ihr herrlicher Geschmack machen aus ihr eine wertvolle, köstliche und gesundheitsfördernde Frucht. So stärkt sie das Immunsystem, fördert den Stoffwechsel und unterstützt die Gehirntätigkeit. Im Bereich der Pflegemittel sorgt sie für gesunde Haare, Nägel und Haut.

KAMILLE Kamille ist eine der bekanntesten und beliebtesten Heilpflanzen in Deutschland. Sie kann sowohl innerlich als auch äußerlich angewandt werden. Ihr Anwendungsspektrum ist sehr groß. So hilft sie z.B. bei Magenbeschwerden, Entzündungen, Erkältungen und fördert die Heilung verletzter Haut. Ihr wichtigster Bestandteil ist ätherisches Öl, das Entzündungen hemmt und Wunden besser heilen lässt. Kamille ist jedoch nicht nur ein gutes Heilmittel, sondern auch für die Zubereitung von kosmetischen Pflegemitteln bestens geeignet.

KARTOFFEL In großen Teilen der Welt stellt die Kartoffel das wichtigste Grundnahrungsmittel dar. Sie enthält wichtige und wertvolle Mineralien und Vitamine wie Kalium, Magnesium und Vitamin B und C. Sie ist jedoch nicht nur als Nahrungsmittel bekannt, sondern gilt darüber hinaus als ein natürliches Schönheits- und Pflegemittel. So findet sie in den verschiedensten Gesichtsmasken Verwendung.

KIRSCHE Kirschen sind köstlich, erfrischend und gesund. Sie enthalten wichtige Inhaltsstoffe wie Kalium, Kalzium, Kupfer, Phosphor, Vitamin B, C, E und Betacarotin. Sauerkirschen enthalten im Vergleich zu Süßkirschen einen höheren Anteil an Mineralien und Vitaminen. Je intensiver die Farbe der Kirschen, desto höher ist ihr Anteil an sekundären Pflanzenstoffen. Ihre positive Wirkung auf unsere Gesundheit zeigen sie im Kampf gegen Rheuma, Krebs und Herzinfarkt. Als Pflegemittel schenken sie der Haut wichtige Vitamine und ein frisches, angenehmes Aussehen.

KIWI Die Kiwi, auch chinesische Stachelbeere genannt, ist aufgrund ihrer zahlreichen Inhaltsstoffe wie Vitamin B, C, E und K, Betacarotin sowie den Mineralien Kalium, Kupfer, Phosphor und Magnesium unglaublich gesund, wobei gerade ihr hoher Vitamin-C-Gehalt besonders erwähnenswert ist. Sie stärkt Herz, Nerven und Immunsystem, reduziert Stress, wirkt beruhigend und verbessert die Stimmung. Kiwi ist eine wunderbare Zutat für Pflegemittel mit glättenden und erfrischenden Eigenschaften.

KNOBLAUCH Knoblauch wirkt antibakteriell und desinfizierend. Aufgrund seines Geschmacks und seiner Inhaltsstoffe findet er als Heilpflanze und Gewürz große Anerkennung. Vitamin B, C, K, Kalium, Kupfer und Magnesium machen aus ihm eine viel verwendete gesundheitsfördernde Pflanze mit mannigfaltiger Heilwirkung. So hilft er wirksam gegen Magen-Darm-Störungen, Arteriosklerose, Bluthochdruck, Rheuma, Muskel- und Gliederschmerzen sowie bei Problemen mit dem Herz-Kreislauf-System. Er verbessert die Durchblutung der Kopfhaut und wirkt Haarausfall entgegen.

KOPFSALAT Kopfsalat, zu der Sortengruppe des Gartensalats gehörend, besteht hauptsächlich aus Wasser. Mit seinen Vitaminen B, C, E, K, Beta-carotin und den Mineralstoffen Kalium, Kalzium, Magnesium und Phosphor hält er uns fit und gesund. Er versorgt den Körper mit Ballaststoffen, fördert Stoffwechsel und Verdauung und stärkt die Abwehrkräfte. Kopfsalat kauft man am besten im Sommer oder im Herbst. Zu dieser Zeit ist er am schmackhaftesten und seine Inhaltsstoffe von höchster Qualität. Er wirkt auf die Haut reinigend, erfrischend und straffend.

LEINÖL Leinöl, gewonnen aus reifen Leinsamen, ist eines der gesündesten Pflanzenöle und spielt in der Ernährung eine wichtige Rolle. Es enthält größtenteils ungesättigte Fettsäuren (etwa 90 Prozent) mit besonders hohen Omega-3-Anteilen. Seine zellregenerierenden Eigenschaften machen sich in Pflegemitteln besonders bei Hautschäden wie Rissen, Trockenheit, Ekzemen und Schuppen positiv bemerkbar.

LEINSAMEN Leinsamen ist in der Volksmedizin sehr beliebt und findet vielseitige Anwendung. Er ist reich an Schleimstoffen, Ballaststoffen, Vitaminen und Mineralien. Seine Inhaltsstoffe helfen unter anderem bei chronischen Verstopfungen, Magenschleimhautentzündungen, Rheuma, Blasen- und Nierenleiden sowie bei Entzündungen der Mundschleimhaut und des Zahnfleisches. Darüber hinaus zeigt er als Pflegemittelzutat eine sehr positive Wirkung auf Haut, Haare und Nägel.

LINDENBLÜTEN Lindenblüten sind mit ihren zahlreichen Wirkstoffen wie ätherischem Öl, Flavonoiden, Schleimstoffen und Gerbstoffen in der Volksmedizin sehr beliebt. Als Tee zubereitet stärken sie die Abwehrkräfte des Körpers und sind bekannt für ihre schweißtreibende, krampflösende und beruhigende Wirkung. Dank dieser Effekte stellen sie ein wirkungsvolles Mittel gegen Erkältungskrankheiten, Husten, Fieber, Krämpfe und Kopfschmerzen dar. In Pflegemitteln wirken sie stärkend bei strapaziertem Haar und beruhigend bei rauer, angegriffener Haut.

LORBEER In Lorbeerblättern befinden sich ätherisches Öl und Bitterstoffe. Sie finden Verwendung als Gewürz in der Küche und zur Herstellung heilender Mittel für die äußere und innere Anwendung. Sie wirken antiseptisch und können bei Beschwerden wie Appetitlosigkeit, Verdauungs- und Magenstörungen hilfreich und unterstützend eingesetzt werden. Darüber hinaus stellt Lorbeer ein hervorragendes Mittel für die Haarpflege dar.

MANDELÖL Mandelöl ist eines der kostbarsten Öle im Bereich der klassischen Kosmetik und findet in der Haut- und Haarpflege Verwendung. Seine Inhaltsstoffe wirken auf die Haut pflegend und beruhigend und finden sich in Salben, Lippenbalsamen, Massageölen etc. wieder. Es eignet sich für jeden Hauttyp. Selbst Menschen mit empfindlicher Haut können von diesem wertvollen Öl profitieren.

MANGO Kalium, Magnesium, Kupfer, Vitamin B, C und Betacarotin machen aus der Mango eine köstliche, wertvolle und gesunde Frucht. Sie beugt Stress und zahlreichen Erkrankungen vor, stärkt das Immunsystem und hilft dem Körper, fit und gesund zu bleiben. Ihr guter Einfluss auf die Haut, als Zutat in Gesichtsmasken, ist dabei nicht zu unterschätzen.

MEERSALZ Meersalz, ein Geschenk von Mutter Natur, ist weitaus mehr als nur ein Nahrungsmittel. Aus Meerwasser gewonnen und mit Natrium, Kalium, Magnesium, Kalzium, Kupfer und Jod versehen, stellt es auf vielfache Weise seine Stärken unter Beweis. So kommt es neben der Küche auch im Badezimmer, als Badezusatz, zum Einsatz. Außerdem dient es zur Herstellung von Pflegemitteln, wie Masken und Peelings, mit durchblutungsfördernder, stoffwechselverbessernder und straffender Wirkung.

MEHL Mehl besteht aus zu feinem Pulver gemahlenen Getreidekörnern. Dabei gibt es unterschiedliche Sorten wie Weizenmehl, Rog-

genmehl, Gerstenmehl, Dinkelmehl und Hafermehl, wobei das Weizen- und Roggenmehl die bekanntesten darstellen. Inhaltsstoffe wie Vitamin B, E und K, Ballaststoffe, Kalium, Magnesium, Eisen, Phosphor und Kupfer machen aus ihm ein gesundheitsförderndes und vielseitig einsetzbares Nahrungsmittel. Dunkles Vollkornmehl ist reicher an Mineralstoffen und Vitaminen als helles. Mehl ist ein wunderbarer Nährstofflieferant und kann bei Gesichtsmasken die Konsistenz bestimmen.

MILCH Milch liefert dem Körper Vitamin A, B, C, D, E und K sowie Kalium, Kalzium, Phosphor, Natrium und Magnesium. Sie ist sehr gesund und stärkt Knochen, Zähne und Nägel. Milch ist nicht nur wichtig für eine ausgewogene Ernährung, sondern auch als Pflegemittelzutat hervorragend geeignet. Sie reinigt die Haut, führt ihr Feuchtigkeit zu und wirkt dabei erfrischend und beruhigend.

MILCHREIS Milchreis (Rundkornreis) ist reich an wichtigen Kohlenhydraten, Ballaststoffen, Vitaminen, Mineralien und Spurenelementen. So spielt er eine große Rolle für eine gesunde und ausgewogene Ernährung. Er liefert Energie, verbessert den Stoffwechsel und stärkt das Immunsystem. Darüber hinaus wirkt er sich positiv auf Nerven und Verdauung aus. Als Pflegemittelzutat wirkt er regenerierend auf die Haut und schenkt ihr ein gesundes und gepflegtes Äußeres.

MOHN Mohn, schon seit Jahrhunderten in der griechischen Mythologie als Attribut des Gottes Hypnos (Gott des Schlafes) bekannt, wirkt sowohl beruhigend als auch schmerzlindernd. Dank Vitamin B und E, Kalium, Magnesium, Kalzium und Phosphor wirkt er stärkend auf die Nerven, durchblutungsfördernd und hilft bei Schlaflosigkeit. Als Zutat in Peelings reinigt er die Haut und verbessert deren Durchblutung.

MÖHREN Möhren (auch gelbe Rüben, Karotten oder Mohrrüben genannt) versorgen unseren Organismus mit lebenswichtigen und wertvollen Nährstoffen. Sie sind reich an Vitaminen, Mineralien und Ballaststoffen. Besonders hervorzuheben ist dabei ihr großer Betacarotin-Anteil, der im menschlichen Körper zu Vitamin A umgewandelt wird. Dieses knackige Gemüse wirkt schützend vor schädlichen Sonnenstrahlen und stärkt die Sehkraft und das Immunsystem. In Gesichtsmasken verwandt zeigen Möhren eine pflegende und reinigende Wirkung.

OLIVENÖL Olivenöl ist ein Pflanzenöl, das aus dem Fruchtfleisch und den Kernen von Oliven gepresst wird. Es besteht zu fast 80 Prozent aus ungesättigten Fettsäuren, ist reich an Vitamin E und wichtiger Bestandteil einer gesunden Ernährung. Es unterstützt jedoch nicht nur die innere Gesundheit, sondern ist zudem ein wunderbares Körperpflegemittel. Seine besonderen Inhaltsstoffe schützen die Haut vor Austrocknung und wirken so der Entstehung von Falten entgegen.

ORANGE Die Orange (auch Apfelsine genannt) ist aromatisch, saftig und sehr gesund. Sie besitzt reichlich Vitamin C, Kalium, Kupfer und Fruchtsäuren. So kostbar ausgestattet schützt sie unseren Organismus vor Krankheiten, senkt den Cholesterinspiegel, reguliert den Blutdruck, verbessert den Stoffwechsel

und hat positive Wirkung auf das Herz. Sie hält uns fit, leistungsfähig und schlank. Ein leckeres Glas frisch gepresster Orangensaft sorgt für einen guten Start in den Tag. Als Zutat in Gesichtsmasken wirkt sie erfrischend und glättend auf die Haut.

PAPRIKASCHOTE Die Paprika besitzt so wertvolle Inhaltsstoffe wie Kalium, Magnesium, Vitamin B und E sowie Betacarotin und hat einen großen Vitamin-C-Gehalt. Rote Paprikaschoten weisen einen höheren Vitamin-C-Gehalt auf als gelbe oder grüne. Paprika schmeckt nicht nur gut, sondern wirkt sich zudem positiv auf unsere Gesundheit aus. Sie schützt Herz und Gefäße, stärkt Knochen und Gelenke und verbessert zudem den Appetit und die Verdauung. Als Zutat in Körperpflegemitteln tritt sie frühzeitigen Alterungserscheinungen entgegen und lässt die Haut länger jung und frisch aussehen.

PETERSILIE Petersilie ist eines der bekanntesten Kräuter Deutschlands. Aufgrund von Vitamin C, Betacarotin, Kalium, Kalzium und Kupfer ist sie eine wahre Heilpflanze mit einer wichtigen Rolle für unsere Gesundheit. Während der Schwangerschaft ist jedoch Vorsicht geboten. Der Verzehr von zu großen Mengen Petersilie kann zu einer Fehlgeburt führen. In Pflegemitteln zeigt sie nährenden, erfrischenden Charakter und wirkt Pickeln und geröteter Haut entgegen.

PFEFFERMINZE Die Pfefferminze enthält ätherisches Öl, Flavonoide, Gerb- und Bitterstoffe und ist eine der beliebtesten Heilpflanzen.

Das in ihr enthaltene ätherische Öl verfügt über bis zu 60 Prozent Menthol, das der Pflanze ihren typischen Duft verleiht. Sie weist kühlende, antiseptische und schmerzlindernde Eigenschaften auf. Als Tee zubereitet hilft sie u.a. bei Kopfschmerzen, Menstruationsschmerzen sowie Schlafstörungen. Als Pflegemittelzutat reinigt und erfrischt sie die Haut.

PFIRSICH Der Pfirsich ist eine saftige, köstliche und gesunde Frucht mit so wichtigen Nährstoffen wie Vitamin B, C und E, Betacarotin, Kalium, Kupfer und Phosphor. Er unterstützt unsere Gesundheit und als Zutat in Pflegemitteln schenkt er der Haut einen zarten, frischen Teint.

PFLAUME Pflaumen enthalten Vitamin B, C, E, Betacarotin, Kalium, Kalzium und Kupfer. Zudem sind sie reich an natürlichen Antioxidantien. Sie sind ebenso lecker und schmackhaft wie nützlich und wichtig für die Gesundheit und Schönheit. Pflaumen helfen unserem Organismus, Infektionen und Entzündungen zu bekämpfen, schützen vor Krebs und Herzinfarkt und wirken zudem verdauungsfördernd. Als Zutat in Pflegemitteln wirken sie Fältchen und Hauterschlaffung entgegen, sodass die Haut lange gesund und straff bleibt.

PREISELBEERE Preiselbeeren zeigen aufgrund ihrer Inhaltsstoffe wie Vitamin B, C und E, Betacarotin, Kalium, Kalzium und Kupfer antibakterielle und entzündungshemmende Wirkung. Sie können lindernd bei Blasen- und Zahnfleischentzündungen zum Einsatz kom-

men und wichtige Heilungsprozesse beschleunigen. Zudem helfen diese sauren Beeren, den Cholesterinspiegel zu senken, und stärken das Immunsystem. Als Inhaltsstoff in Haarspülungen wirken sie kräftigend und schuppenbeseitigend.

QUARK Speisequark ist ein Frischkäse und reich an Kalzium und biologisch hochwertigem Eiweiß. Er verbessert den Zellstoffwechsel und die Durchblutung und wirkt zudem stärkend auf Muskeln, Knochen und Zähne. Als Naturpflegemittel ist er aufgrund seiner feuchtigkeitsspendenden Eigenschaften sehr beliebt und kann selbst bei Sonnenbränden unterstützend zum Einsatz kommen.

ROSMARIN Rosmarin beinhaltet ätherisches Öl, Pflanzensäure, Gerbstoffe, Flavonoide und Bitterstoffe. Er hilft bei Rheuma, Gicht, Nieren- und Leberleiden und Appetitlosigkeit. Darüber hinaus wirkt er tonisierend auf den Kreislauf, beruhigt die Nerven und hilft gegen Krämpfe. Er eignet sich zudem als Badezusatz. Rosmarinbäder wirken entzündungshemmend und belebend. Solche Bäder sollten aufgrund ihrer sehr anregenden Wirkung nicht abends vor dem Schlafengehen genommen werden. Als Haarpflegemittel verwandt zeigt Rosmarin günstige Wirkung gegen Haarausfall und Schuppen.

SAURE SAHNE Saure Sahne enthält unter anderem Vitamin B, E, Kalium und Kalzium. Sie stärkt die Abwehrkräfte, Muskeln, Knochen und Nägel und wirkt sich zudem positiv auf Schilddrüse und Nerven aus. Sie kann lindernd bei einem Sonnenbrand oder zu trockener Haut Verwendung finden.

SCHLAGSAHNE Wichtige Inhaltsstoffe der Schlagsahne sind die Vitamine B, D und E, Kalium und Kalzium. Im Gegensatz zu saurer Sahne hat Schlagsahne einen höheren Fettanteil. Gerade deshalb ist sie besonders geeignet als Pflegemittelzutat für trockene und spröde Haut. So verhilft sie der Haut zu neuer Zartheit.

SCHOKOLADE Schokolade ist nicht nur lecker und gesund, sie macht auch glücklich, zufrieden und entspannt, wobei bittere Schokolade im Vergleich zu Milchschokolade gesünder ist. Mit Inhaltsstoffen wie Vitamin B und E sowie den Mineralstoffen Kalium, Magnesium, Natrium und Phosphor wirkt sie durchblutungsfördernd auf das Gehirn und schenkt Kraft und Energie. Schokolade ist jedoch nicht nur zum Essen gut. Gerade in den letzten Jahren findet sie mehr und mehr Verwendung in Pflegemitteln. Sie wirkt auf die Haut glättend und feuchtigkeitsspendend.

SCHWARZER TEE Schwarzer Tee, ursprünglich aus China stammend, ist eines der beliebtesten Getränke. Bei seiner Herstellung gehen leider die meisten Vitamine verloren. Dennoch ist er mit Inhaltsstoffen wie Vitamin B, Kalzium, Eisen, Kalium, Magnesium und Zink nicht nur ein reines Genussmittel, sondern wirkt stärkend auf Herz, Knochen und Zähne. Des Weiteren verbessert er Blutdruck und Stoffwechsel, hilft bei Magen-Darm-Erkrankungen und Husten. Selbst stressreduzierende und somit gute Laune bringende Eigenschaften sind ihm gege-

ben. Als Pflegemittel zeigt er auf die Haut reinigende und erfrischende Wirkung.

SELLERIE Aufgrund mannigfaltiger Inhaltsstoffe, wie Vitamin B, C, Betacarotin, Kalium, Kalzium, Natrium sowie Flavonoiden und ätherischem Öl, ist Sellerie in der Volksmedizin sehr beliebt. Er wirkt beruhigend und fördert Heilungsprozesse bei Nervenschwäche, Verdauungsstörungen, Rheuma, Gicht, Krämpfen, Arthritis und Schlafstörungen. Auch Menschen, die an Blasen- oder Nierensteinen oder Wassersucht leiden, steht er hilfreich zur Seite. Als Haut- oder Haarpflegemittel zeigt er pflegende und erfrischende Eigenschaften.

SONNENBLUMENÖL Sonnenblumenöl ist ein wertvolles, gesundes und vielseitig verwendbares Öl. Dieses mit der Kraft der Sonne aufgetankte Öl ist reich an Vitamin E und mehrfach ungesättigten Fettsäuren. Es kommt sowohl als Nahrungsmittel als auch als Heil- und Pflegemittel zum Einsatz. Sonnenblumenöl zeigt in der Anwendung als Heilmittel entgiftende und entschlackende Wirkung. In der russischen Volksheilkunde gibt es spezielle Sonnenblumenöl-Therapien, die gründlich den gesamten Organismus entgiften und erfolgreich gegen unterschiedliche Krankheiten eingesetzt werden. Als Pflegemittel zeigt es eine gute Wirkung auf trockene, strapazierte Haut und Haare.

STACHELBEERE Stachelbeeren sind kleine Beeren mit großer Wirkung. Sie sind lecker, gesund und reich an wertvollen Inhaltsstoffen wie den Vitaminen B, C und E, Betacarotin und Mineralien wie Kalium, Kalzium, Kupfer und Phosphor. Mit ihren gesundheitsfördernden Eigenschaften wirken sie sowohl appetit- und verdauungsfördernd als auch kräftigend auf Knochen, Zähne, Nägel und Haare. Der Stachelbeere sehr ähnlich ist die Jostabeere, eine Kreuzung aus Stachelbeere und Schwarzer Johannisbeere. Neben ihren geschmacklichen und gesundheitsfördernden Eigenschaften ist sie auch bestens als Zutat für Pflegemittel geeignet. Dabei wirkt sie erfrischend und tonisierend auf die Haut.

TOMATE Tomaten sind mit ihren antioxidativ und antibakteriell wirkenden Eigenschaften kleine Multitalente in Sachen Gesundheit. Vitamin C, E, Betacarotin, Kalium, Magnesium sowie sekundäre Pflanzenstoffe stärken einerseits die Abwehrkräfte, den Stoffwechsel und das Immunsystem, andererseits senken sie die Risiken für Herz- und Kreislauferkrankungen. Als Pflegemittelzusatz in Hautmasken sind Tomaten für jeden Hauttyp geeignet und zeigen dabei angenehm erfrischende Wirkung. Ob Haut- oder Haarmasken, Tomaten nähren und verbessern spürbar den Zustand und verhelfen so zu einem schöneren und gesünderen Aussehen.

TRAUBENKERNÖL Für die Erzeugung eines Liters dieses wertvollen Öls bedarf es mehr als 2000 Kilo Trauben. Das im Kaltpressverfahren gewonnene Öl ist eines der besten Speiseöle, das zwar nicht billig ist, aber mit reichen Inhaltsstoffen daherkommt. Sein Anteil an ungesättigten Fettsäuren beträgt bis zu 90 Prozent, zudem weist es einen hohen Vitamin-E-Gehalt auf. Es stärkt die Nerven sowie die Herz-, Kreis-

lauf- und Muskeltätigkeit, den Stoffwechsel und das Immunsystem.
In der Verwendung als Pflegemittel unterstützt Traubenkernöl die Neubildung von Zellen und hält die Haut weich und geschmeidig.

VOLLKORNBROT Bei der Herstellung von Vollkornbrot wird das ganze Getreidekorn gemahlen, sodass wichtige Inhaltsstoffe, im Gegensatz zum Weißbrot, nicht verloren gehen. Das so hergestellte Brot besitzt Inhaltsstoffe wie Vitamin B, E und Mineralien wie Natrium, Kalium, Phosphor und Kupfer. Es ist ein Produkt mit hohem Nährwert und wichtigen Ballaststoffen, das für den gesamten Körper von Bedeutung ist. Als Zutat von Gesichtsmasken hält es die Haut glatt und elastisch, als Zutat zu Haarmasken stärkt es die Haarwurzeln, verhindert Haarausfall und schenkt Fülle und Glanz.

WALNUSS Walnüsse liefern viele wertvolle Nährstoffe. Dazu gehören Vitamin B, C, E, Betacarotin, Kalium, Phosphor und Kupfer. Sie stellen eine wahre Gehirnnahrung dar und beugen Müdigkeit, Konzentrationsschwäche und Nervosität vor. Mit ihren Antioxidantien und Omega-3-Fettsäuren senken sie das Risiko einer Herz-Kreislauf-, Krebs- oder Diabeteserkrankung. Zudem wirken sie schützend gegen Depressionen. Als Zutat in Hautpeelings wirken sie angenehm reinigend und erfrischend.

WALNUSSÖL Walnussöl ist ein aus Walnüssen gepresstes, hochwertiges und gesundheitsförderndes Speiseöl. Durch seinen hohen Gehalt an ungesättigten Fettsäuren, wie zum Beispiel Omega-3, ist es ausgesprochen wertvoll für den Menschen. Es stärkt das Immunsystem, fördert die Zellregeneration und hat positiven Einfluss auf den Fettstoffwechsel. Darüber hinaus hilft Walnussöl in der Anwendung als Pflegemittel gegen trockene Haut und Haare.

WEINTRAUBEN Die Heilkräfte der Weintrauben sind altbekannt. Sie besitzen starke Antioxidantien und helfen beim Kampf gegen Arteriosklerose, Darm- sowie Nierenerkrankungen und Krebs. Sie schützen Herz und Gefäße, spenden Energie und halten uns geistig und körperlich fit und gesund. Als Zutat in Hautpflegemitteln wirken Weintrauben tonisierend, erfrischend und straffend.

WODKA Dieses traditionelle russische Getränk wurde erstmals im 14. Jahrhundert, in Russland oder Polen, aus Getreide gebrannt. Mit seinen sehr geringen Nährwerten stellt Wodka für die Ernährung keinen gesundheitsfördernden Wert dar. Er wirkt berauschend und kann bei übermäßigem Konsum zu Gesundheitsschäden führen. Als Pflegemittel hilft er gegen Haarausfall und Schuppen, wirkt durchblutungsfördernd auf die Kopfhaut und stimuliert das Haarwachstum.

ZITRONE »Sauer macht lustig« oder zumindest gesund. Die Zitrone ist eine wahre Vitaminbombe und bekannt für ihren hohen Vitamin-C-Gehalt. Sie stärkt zum einen die Abwehrkräfte, das Immunsystem und den Stoffwechsel, zum anderen steigert sie die geistige Leistungs- und Konzentrationsfähigkeit. Auch als Pflegemittelzusatz zeigt sie sich von ihrer besten Seite für Haut und Haare. Sie wirkt reinigend, erfrischend und straffend.

ZUCKER Zucker ist zu einem nicht mehr wegzudenkenden, festen Bestandteil in unserem Leben geworden. Bei der Frage nach seinem gesundheitsfördernden Nutzen gehen die Meinungen stark auseinander. Zu welcher Seite man sich auch hingezogen fühlen mag, im Bereich von Pflegemittelzutaten zeigt Zucker nutzbringende Eigenschaften für die Haut. So fühlt sich die Haut nach einem Zuckerpeeling wieder weich und geschmeidig an.

ZWIEBEL Zwiebeln sind mit ihrer Vielzahl an Vitaminen und Mineralstoffen für die Ernährung und Gesundheit des Menschen sehr wichtig. Sie wirken stark antibakteriell und helfen gut gegen Entzündungen, Erkältungen, Husten und Schnupfen. Zwiebeln verbessern den Appetit, helfen bei Durchblutungsstörungen und senken erhöhten Blutdruck. In der Haarpflege fördern sie die Durchblutung der Kopfhaut, helfen gegen Haarausfall und stärken den Haarwuchs.

Danksagung

An dieser Stelle möchte ich meinem Mann, ohne dessen Hilfe dieses Buch nicht zustande gekommen wäre, danken. Sowohl grammatikalisch als auch als Testperson neu kreierter Anwendungen stand er mir hilfreich zur Seite.

So war er mein härtester Kritiker und mein geliebtes Versuchskaninchen in einer Person.

Kurz um!

Danke!

Vita

Natalia Wolf wurde 1973 in Russland geboren. Dort studierte sie an der Universität in Kazan Management. Schon in ihrer frühen Jugend wendete sie Naturkosmetik an. Seit etwa sieben Jahren lebt sie mit ihrem Mann und ihrem Sohn in Deutschland, wo sie Ernährungstrainerin wurde. Sie verbindet in diesem Buch überliefertes Wissen mit wissenschaftlichen Erkenntnissen. Was anfänglich als Hobby begann, ist für sie zu einer Lebensphilosophie geworden

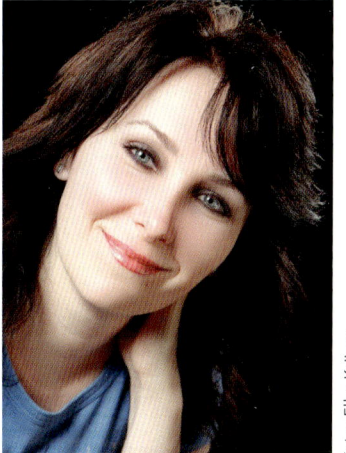

Foto: Elke Krüger

Mehr aus der Reihe
nymphenburger**kompetent**

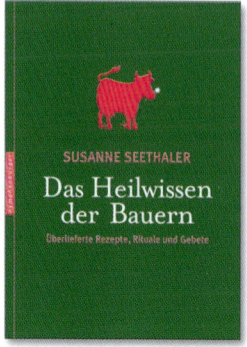

144 S., ISBN 978-3-485-01106-8

Selbsttherapie aus der Natur. Hier werden seit Generationen überlieferte, einfach anwendbare Hausmittel für die häufigsten Beschwerden beschrieben: die wichtigsten Heilpflanzen, die Zubereitung von Salben, Tinkturen und Tees sowie Gebete und Rituale.

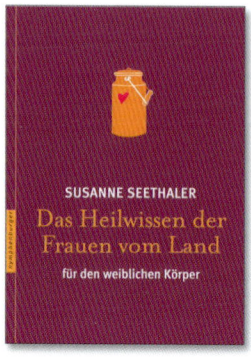

144 S., ISBN 978-3-485-01175-4

Von Kräuterwickel bis Tinkturen: Susanne Seethaler hat Bäuerinnen nach alten Traditionen befragt und bewährte Hausmittel für Frauenbeschwerden, magische und christliche Rituale und heimische Kräuteranwendungen zusammengestellt.

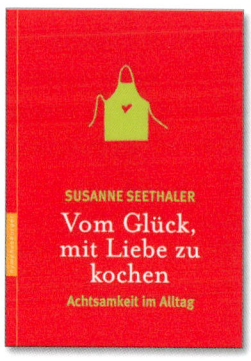

136 S., ISBN 978-3-485-01324-6

Glücklich leben lernen kann man in jedem Augenblick! Indem wir etwas bewusster tun, empfinden wir Freude und entdecken die Schönheit in allen Dingen. Mit Übungen, überlieferten Geschichten fernöstlicher und heimischer Küchenmeister sowie Rezepten.

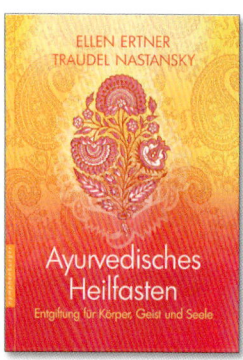

136 S., ISBN 978-3-485-01342-0

Fasten bedeutet im Ayurveda eine gezielte Anregung der Verdauung zur Entgiftung des Körpers. Mit Rezepten für die Fastentage und Anleitungen für die Entlastungs- und Aufbautage ist das Programm alltagsbegleitend konzipiert und wurde mit Ayurveda-Ärzten auf Sri Lanka entwickelt.

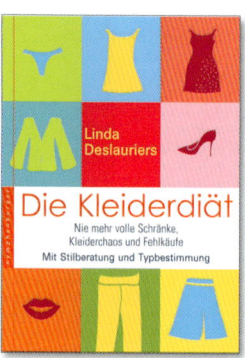

128 S., ISBN 978-3-485-01190-7

Lust auf einen Neuanfang! Das ultimative Buch für Platz im Kleiderschrank und das stilgerechte Outfit, unabhängig von Alter, Figur und finanziellen Mitteln. Mithilfe von Fragebögen, Übungen und Checklisten werden Sie zur Meisterin Ihrer Garderobe.

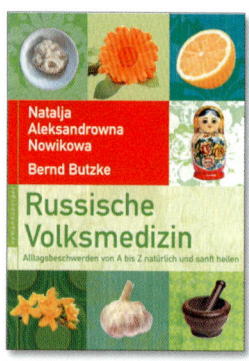

160 S., ISBN 978-3-485-01333-8

Sanfte Hilfe aus der Natur: Aus natürlichen Zutaten, die in jedem Haushalt zu finden sind, lassen sich Aufguss, Wickel, Tee oder Salbe herstellen. Im Buch werden die häufigsten Alltagsbeschwerden von A bis Z medizinisch erklärt und einfach anwendbare Rezepte empfohlen.

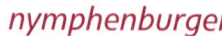

nymphenburger

www.nymphenburger-verlag.de